看護の現場をスイスイ泳ごう！

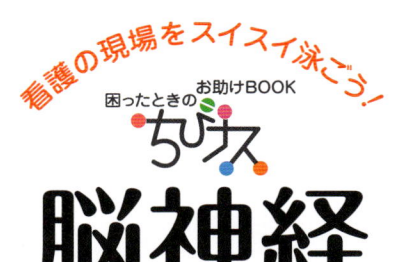

困ったときのお助けBOOK
ちびナス

脳神経

久保 道也

監修

JN214609

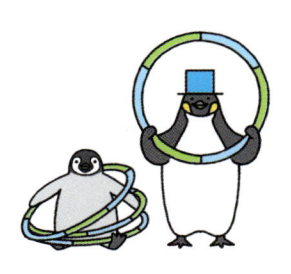

MC メディカ出版

ナースのみなさんへ

　脳神経疾患医療で結果を出すためには、質の高いチーム医療が求められます。治療を終えた患者さんが手術室や血管撮影室から戻った瞬間、チームの主役は医師からナースのみなさんに交代します。病棟で、最も長い時間近くにいて、最も頼りにされる存在だからです。その期待に応えるには、押さえておくべきポイントがあります。目の前の患者さんの脳の状態は外から見ることができません。従って神経症状や画像などから、患者さんの脳の中で何が起こっており、何が起こる危険性があるかについて、前もって予想した上で接することが重要です。脳神経疾患看護にまだ慣れていないナースのみなさんが、ポケットから取り出して確認でき、小さくても頼りになる味方を目指して今回の『ちびナス脳神経』をまとめました。ボロボロになるまで使ってください。

　この『ちびナス脳神経』の特徴は、脳神経分野の最新知識に基づいて、項目ごとに吹き出しの中に現場で役に立つエッセンスを盛り込んだ点です。この小さな一冊が、チームの主役であるみなさんの脳神経疾患看護のステップアップに少しでもお役に立てましたら幸いです。

2018年9月

久保 道也

CONTENTS

CHAPTER 1 解剖と生理

CHAPTER 2 疾患・症状と治療

A. 疾患

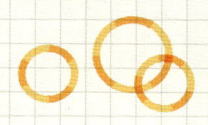

CHAPTER 3 検査

CHAPTER 4 看護

JCS&GCS
カード付き！

監修・執筆者一覧

[監修]

富山県済生会富山病院
脳卒中センター部長　久保道也

[執筆]

富山県済生会富山病院脳神経外科
副医長　　　　　　髙　正圭　**C**1・**C**6-9

横浜新都市脳神経外科病院
病院長　　　　　　森本将史　**C**2
脳神経外科　　　　疋田ちよ恵　**C**2
脳卒中リハビリテーション看護認定看護師
　　　　　　　　　飯塚さおり　**C**2
同　　　　　　　　富樫めぐみ　**C**2
同　　　　　　　　田中佐和子　**C**2

市立砺波総合病院脳神経外科
医長　　　　　　　堀　聡　**C**3

富山県済生会富山病院
SCU 看護師　　　　佐伯美保　**C**4
SCU 看護師長　　　稲見美津代　**C**4
地域連携室看護師長　堀田裕子　**C**4
脳神経外科部長　　岡本宗司　**C**5
脳卒中内科部長　　古井英介　**C**6-1・2・3・4・5・
　　　　　　　　　　　　6・7・8

C…CHAPTER

CHAPTER 1

解剖と生理

1 大脳・小脳・脳幹

1. 大脳

脳は大きく大脳・小脳・脳幹に分けられるよ。

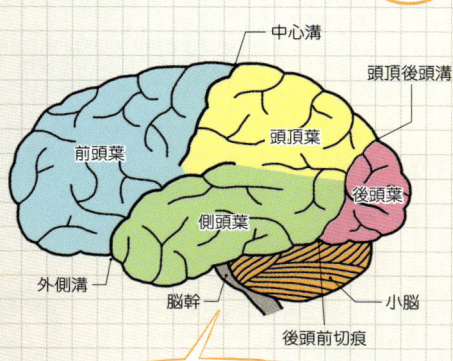

- 中心溝
- 頭頂後頭溝
- 頭頂葉
- 前頭葉
- 後頭葉
- 側頭葉
- 外側溝
- 脳幹
- 小脳
- 後頭前切痕

大脳の表面は脳溝で覆われていて、大きな脳溝によって4つの部位（脳葉）に分けられる。

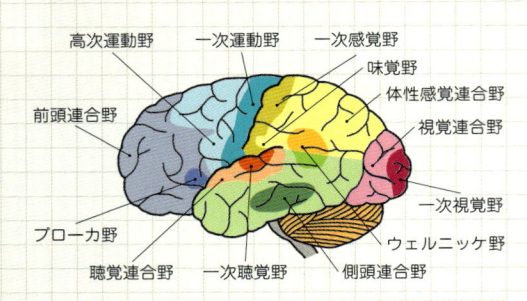

前頭葉	中心溝を境目にした前方の脳。運動中枢（運動野）や言語中枢（ブローカ野）、思考や創造性を担う前頭連合野がある
頭頂葉	中心溝より後方で頭頂後頭溝までの脳。感覚中枢（一次感覚野）や一次感覚野で得た感覚や聴覚、視覚などから得た情報を統合する体性感覚連合野がある
側頭葉	一次聴覚野（耳からの聴覚情報を受け取り、音として感じる）と聴覚連合野（音を過去の記憶から何であるか判断する）、ウェルニッケ野（相手の言葉を理解するための言語中枢）がある
後頭葉	視覚の中枢

2. 小脳

最近は、小脳と高次脳機能の関係が明らかになってきたよ。

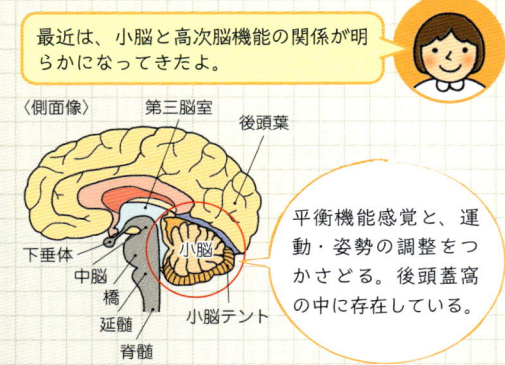

平衡機能感覚と、運動・姿勢の調整をつかさどる。後頭蓋窩の中に存在している。

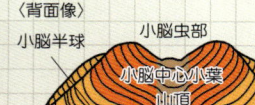

〈背面像〉

小脳半球　小脳虫部　前葉

小脳中心小葉
山頂
山腹
虫部葉　　後葉

左右の小脳半球と、小脳虫部から成る。

3. 脳幹

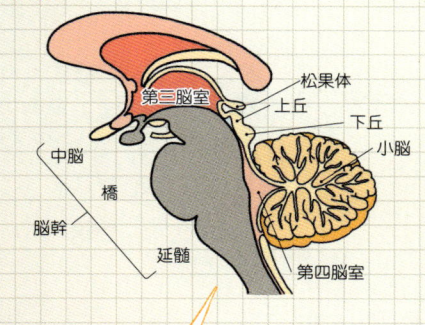

松果体
第三脳室　上丘
下丘
中脳　　　　小脳
橋
脳幹
延髄
第四脳室

脳幹は上から中脳、橋、延髄に分かれる。Ⅲ：動眼神経〜Ⅻ：舌下神経までの神経が出入りしている。

脳幹を通っている神経路の一例	
錐体路	大脳の運動のから筋肉までの伝達路
脊髄視床路	末梢からの感覚を伝える伝達路
網様体	意識を保つための神経路

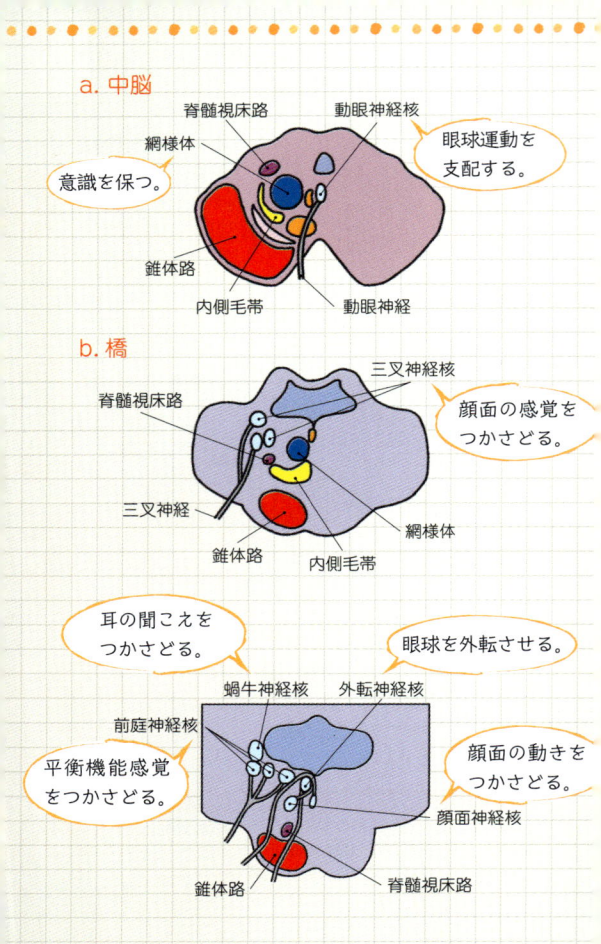

a. 中脳

- 網様体 — 意識を保つ。
- 脊髄視床路
- 動眼神経核
- 眼球運動を支配する。
- 錐体路
- 内側毛帯
- 動眼神経

b. 橋

- 脊髄視床路
- 三叉神経核
- 顔面の感覚をつかさどる。
- 三叉神経
- 錐体路
- 内側毛帯
- 網様体

- 耳の聞こえをつかさどる。
- 眼球を外転させる。
- 蝸牛神経核
- 外転神経核
- 前庭神経核
- 顔面の動きをつかさどる。
- 平衡機能感覚をつかさどる。
- 顔面神経核
- 錐体路
- 脊髄視床路

c. 延髄

内臓のはたらき
を調整する。

舌の動きを
調整する。

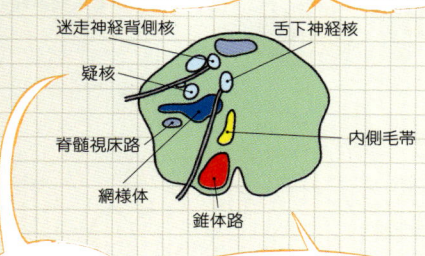

迷走神経背側核　　　舌下神経核

疑核

脊髄視床路　　　　　内側毛帯

網様体

錐体路

嚥下、発声を
つかさどる。

延髄には呼吸中枢があり、
自発呼吸を調整している。

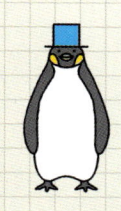

2 脳神経 （12脳神経）

脳神経とは、脳から出ている末梢神経のことだよ。

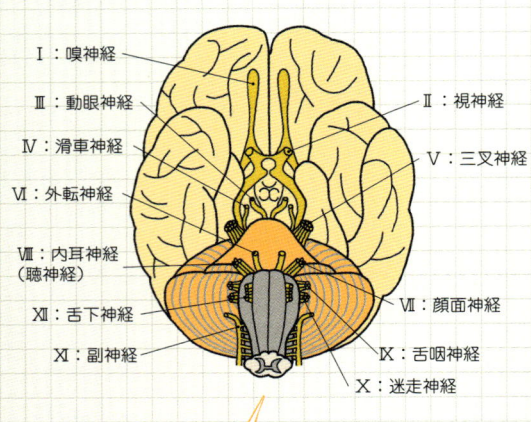

Ⅰ：嗅神経

Ⅲ：動眼神経

Ⅳ：滑車神経

Ⅵ：外転神経

Ⅷ：内耳神経
（聴神経）

Ⅻ：舌下神経

Ⅺ：副神経

Ⅱ：視神経

Ⅴ：三叉神経

Ⅶ：顔面神経

Ⅸ：舌咽神経

Ⅹ：迷走神経

頭部から頸部までの運動や感覚、自律神経を支配し、左右12対の脳神経が発生している。

I：嗅神経

　嗅覚をつかさどる神経である。鼻粘膜にある嗅細胞から神経線維が伸び、篩板孔を通り抜けて前頭葉の下面に入る。

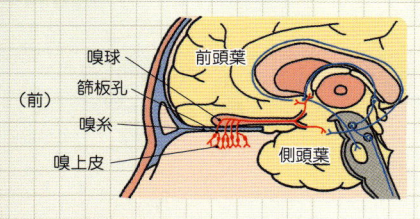

（前）
- 嗅球
- 篩板孔
- 嗅糸
- 嗅上皮
- 前頭葉
- 側頭葉

II：視神経

　視覚をつかさどる感覚神経である。障害部位により、さまざまな視野障害を呈する。

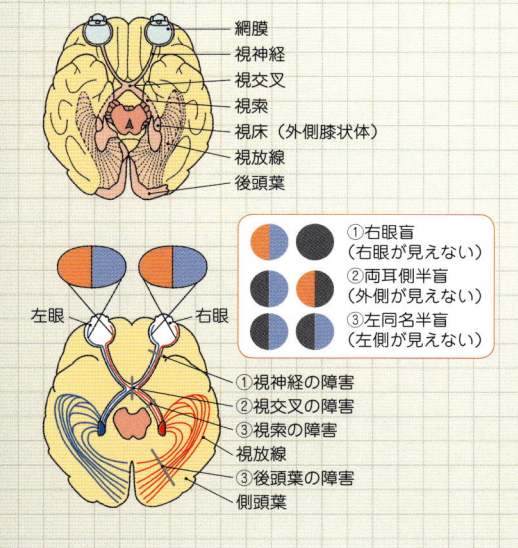

- 網膜
- 視神経
- 視交叉
- 視索
- 視床（外側膝状体）
- 視放線
- 後頭葉

- ①右眼盲（右眼が見えない）
- ②両耳側半盲（外側が見えない）
- ③左同名半盲（左側が見えない）

- 左眼
- 右眼

- ①視神経の障害
- ②視交叉の障害
- ③視索の障害
- 視放線
- ③後頭葉の障害
- 側頭葉

Ⅲ：動眼神経、Ⅳ：滑車神経、Ⅵ：外転神経

それぞれ眼球を動かす筋肉を支配する運動神経である。

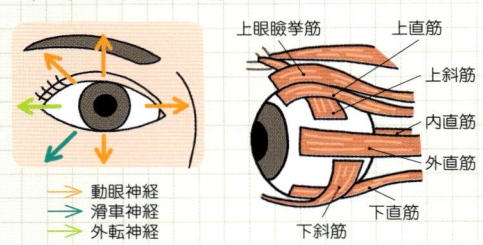

→ 動眼神経
→ 滑車神経
→ 外転神経

上眼瞼挙筋　上直筋
上斜筋
内直筋
外直筋
下直筋
下斜筋

動眼神経	上直筋・上眼瞼挙筋・下直筋・内側直筋・下斜筋を支配する。上眼挙上筋（瞼を上げる筋肉）や瞳孔括約筋（瞳孔を縮瞳させる筋肉）もつかさどる
滑車神経	上斜筋を支配し、下方外側を見ることにはたらきかける
外転神経	外側直筋を支配し、外側を見ることにはたらきかける

Ⅴ：三叉神経

運動枝と感覚枝がある。

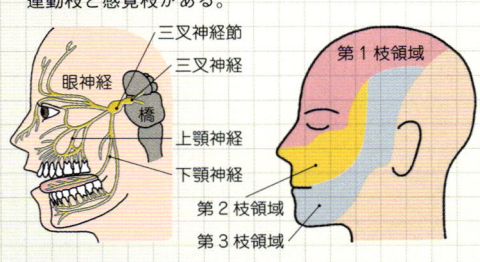

三叉神経節
三叉神経
眼神経
橋
上顎神経
下顎神経
第1枝領域
第2枝領域
第3枝領域

運動枝	咀嚼筋（ものを噛む筋肉）を支配する
感覚枝	3つの枝があり、それぞれ顔面～前頭部の異なる領域の感覚をつかさどる

Ⅶ：顔面神経

　顔面神経の役割は、表情筋の運動をつかさどることである。また、舌の前３分の２の味覚や唾液腺の分泌もつかさどる役割がある。

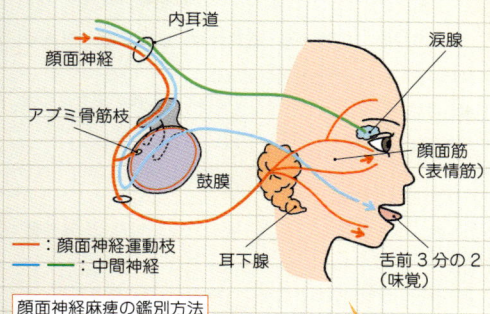

- 内耳道
- 顔面神経
- アブミ骨筋枝
- 鼓膜
- ━━：顔面神経運動枝
- ━━：中間神経
- 耳下腺
- 涙腺
- 顔面筋（表情筋）
- 舌前３分の２（味覚）

顔面神経麻痺の鑑別方法

中枢性か末梢性かは、前額部のシワの有無を観察することが重要！

前額部の筋肉の指令は両側の大脳皮質から顔面神経核に伝わるため、中枢性の顔面神経障害では前額部のシワが消失することはない。

顔面神経は橋から起始し、長い経路で顔面に分布する。よって、末梢で障害されることもある。

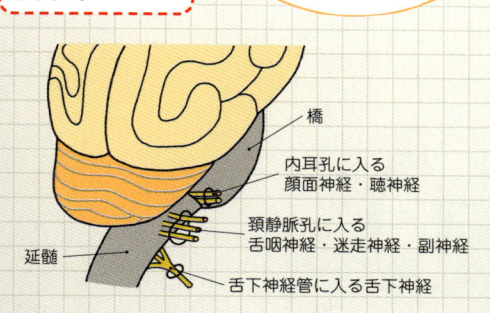

- 橋
- 内耳孔に入る顔面神経・聴神経
- 頚静脈孔に入る舌咽神経・迷走神経・副神経
- 延髄
- 舌下神経管に入る舌下神経

17

Ⅷ：聴神経

前庭神経（平衡機能感覚をつかさどる）と蝸牛神経（聴覚機能をつかさどる）が合流した総称である。

Ⅸ：舌咽神経

3つの機能（運動神経・感覚神経・自律神経）がある。

運動神経	咽頭・喉頭を持ち上げる
感覚神経	舌の後ろ3分の1を咽頭、耳の奥の感覚をつかさどる
自律神経	唾液分泌をつかさどる

Ⅹ：迷走神経

体内に広く分布し、3つの機能（運動神経・感覚神経・自律神経）がある。

運動神経	延髄の疑核から出て、嚥下・発声に関与する
感覚神経	頭部周囲と内臓の感覚をつかさどる
自律神経	延髄の延髄背側神経核から出て、下部食道以下の消化管の運動の促進や、心臓に分布して心拍数の抑制を行う

迷走神経反射とは、排泄や強い痛みにより迷走神経の自律神経のバランスがくずれ、心拍数の低下をきたすことを指す。

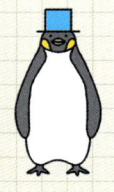

XI：副神経

副神経は延髄と脊髄の両方から起始している。

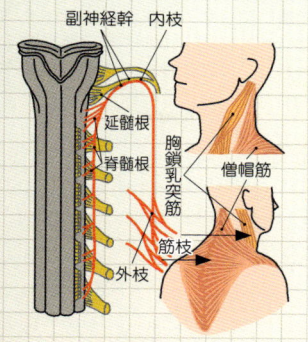

延髄根	嚥下に使われる咽頭、喉頭、軟口蓋の随意筋を支配する
脊髄根	胸鎖乳突筋と僧帽筋の運動を支配し、頭部の運動を調節する

副神経幹　内枝
延髄根
脊髄根
胸鎖乳突筋
僧帽筋
筋枝
外枝

XI：副神経

舌筋への運動命令を伝える役割がある。舌下神経の障害で、舌尖が患側へ向くようになる。

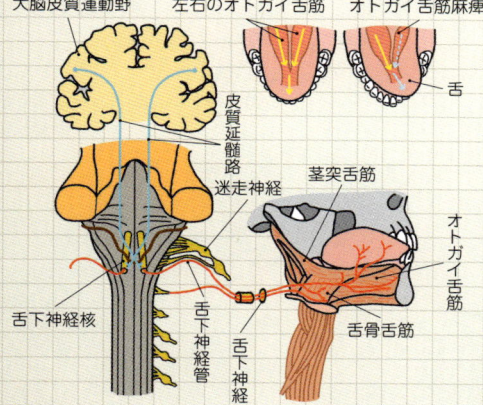

大脳皮質運動野
左右のオトガイ舌筋
神経障害の結果起こるオトガイ舌筋麻痺
舌
皮質延髄路
迷走神経
茎突舌筋
オトガイ舌筋
舌骨舌筋
舌下神経核
舌下神経管
舌下神経

3 脳脊髄液循環

髄液循環に関して、近年、新説が述べられはじめているよ。まずは、従来からいわれている髄液産生と循環（bulk flow theory）について説明するね。

1. 脳脊髄液の産生

　脳脊髄液の大部分は、脳室内にある脈絡叢で1日に約500mL産生・分泌される。髄液腔内の総量は150mLである。

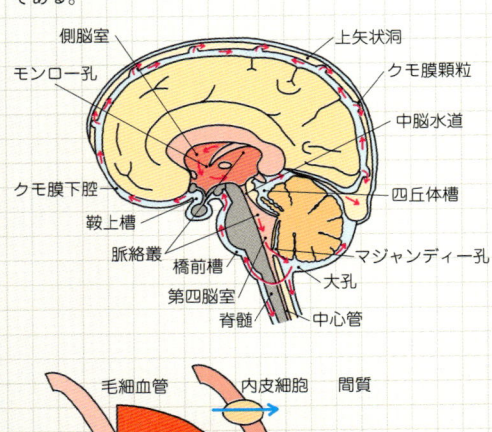

側脳室　上矢状洞　モンロー孔　クモ膜顆粒　中脳水道　クモ膜下腔　四丘体槽　鞍上槽　脈絡叢　マジャンディー孔　橋前槽　大孔　第四脳室　脊髄　中心管

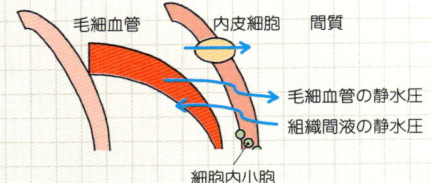

毛細血管　内皮細胞　間質　毛細血管の静水圧　組織間液の静水圧　細胞内小胞

2. 脳脊髄液の流れと吸収

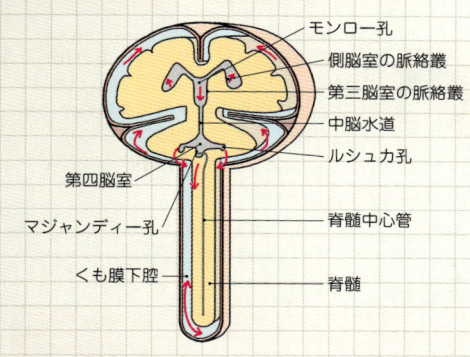

モンロー孔
側脳室の脈絡叢
第三脳室の脈絡叢
中脳水道
ルシュカ孔
第四脳室
マジャンディー孔
脊髄中心管
くも膜下腔
脊髄

側脳室の脈絡叢で産生
↓
モンロー孔
↓
第三脳室
↓
中脳水道
↓
第四脳室に到達

第四脳室の正中にあるマジャンディー孔と側面にあるルシュカ孔を通って脳および脊髄のくも膜下腔に入り、大脳半球のくも膜顆粒から吸収される。

新たな髄液循環

嗅神経に沿って鼻粘膜リンパ管に入り、頚部リンパ節に流入する解剖学的吸収路が報告されている。

4 頭蓋内圧亢進

頭蓋内は脳実質（80%）、血液（10%）、髄液（10%）から構成されているよ。頭蓋内は頭蓋骨や硬膜に囲まれた、圧力の逃げ道がない閉鎖空間なんだ。

1. 亢進の原因

脳内出血などによって容積が増えようとすると、頭蓋内圧が上昇する。これを頭蓋内圧亢進状態という。

頭蓋内圧を亢進させる病態

頭蓋内の構成要素	病　態	おもな疾患
脳実質	脳梗塞または炎症による浮腫により、容積が増大する	頭部外傷、脳出血、脳梗塞、脳炎など
血液	静脈閉塞による流出路の閉塞により、血液量が増量する	静脈洞血栓症など
髄液	①髄液循環路の閉塞、②吸収障害、③過剰産生により髄液量が増量する	①閉塞性水頭症 ②くも膜下出血後の水頭症 ③脳腫瘍
その他	占拠性病変が出現する	脳腫瘍、脳内出血、脳膿瘍など

2. 代表的な脳ヘルニア

頭蓋内圧が亢進すると、正常脳が突出し、近接するほかの構造物を圧排する脳ヘルニアをきたす。

a. 鈎ヘルニア

側頭葉内側の鈎が、近接する中脳を圧排する。特徴的な症状として、中脳にある動眼神経核が麻痺することによる病側の瞳孔散大や対光反射の消失が挙げられる。

b. 大脳鎌下ヘルニア（帯状回ヘルニア）

左右の半球間で頭蓋内圧の不均衡が生じた結果、正中構造が偏位すると同時に、病側大脳半球の一部の脳組織

が大脳鎌の辺縁から押し出されて突出した状態のことをいう。

c. 中心性ヘルニア

小脳テント縁から両側性に鈎が視床や視床下部を圧排し、意識混濁や傾眠傾向をきたす。

d. 上行性テント切痕ヘルニア

小脳虫部が小脳テント縁を上行して中脳を圧迫し、意識障害や瞳孔異常をきたす。

e. 大後頭孔ヘルニア（小脳扁桃ヘルニア）

小脳下端にある小脳扁桃が大後頭孔に嵌入して延髄を直接圧迫し、呼吸停止や意識障害を呈する。もっとも致死的な経過をたどり、かつ急速に出現する。

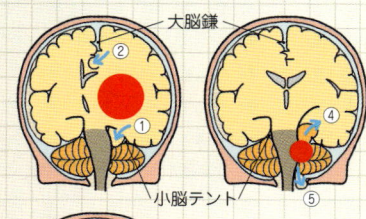

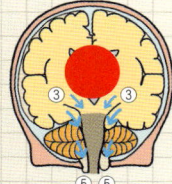

① 鈎ヘルニア
② 大脳鎌下ヘルニア
　（帯状回ヘルニア）
③ 中心性ヘルニア
④ 上行性テント切痕ヘルニア
⑤ 大後頭孔ヘルニア
　（小脳扁桃ヘルニア）

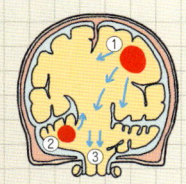

① 帯状回ヘルニア
② テント切痕ヘルニア
③ 小脳扁桃ヘルニア

頭蓋内圧亢進の臨床徴候

	正常	発症	代償期	非代償期	死亡
意識状態	意識→		進行性意識障害→		
瞳孔	◉ ◉		◉ ◉ 一側（同側） 散大固定	◉ ◉ 両側散大 固定	
血圧（mmHg） 160 120 80	収縮期 拡張期	頭蓋内圧亢進の開始	←脈圧→		
脈拍（回/min） 160 120 80			強い緊張	軽度不整	死亡
呼吸（回/min） 40 30 20 10			深呼吸	チェーン・ストークス呼吸	
体温（℃）	37.0		37.0 37.5	38.8 41.0	
			緊急外科的 処置の必要	外科的処置 無効	

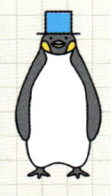

1 脳卒中ってなに？

**卒然として中（あた）る。
ついさっきまで元気だったのに……。**

「卒中」の"卒"は「突然」の意味。脳卒中とは「突然にあたる」、つまり突然しゃべれなくなったり手足が動かなくなったりすることを意味している。

脳血管障害（脳卒中）

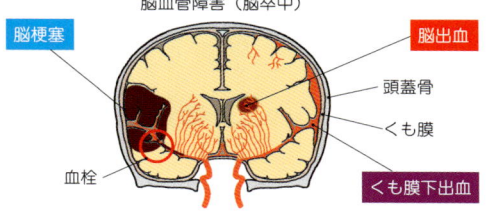

脳梗塞　脳出血　頭蓋骨　くも膜　血栓　くも膜下出血

脳卒中（脳血管障害）は、大きく脳梗塞、脳出血、くも膜下出血の3つに分けられるよ。

脳梗塞	脳動脈の狭窄や閉塞により、脳が壊死を起こす
脳出血	脳実質内に入る細い脳動脈が、高血圧などを原因として脆弱になり破れる
くも膜下出血	脳実質の隙間（くも膜下腔）を走行する太い脳主幹動脈に、脳動脈瘤が発生し破裂して出血する

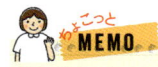

ちょこっと
MEMO

わが国では、脳梗塞が脳卒中全体の約7割を占めている。

2 脳卒中の病型分類

脳卒中には、血管が詰まる脳梗塞と、血管が破れる脳出血、くも膜下出血があるよ。

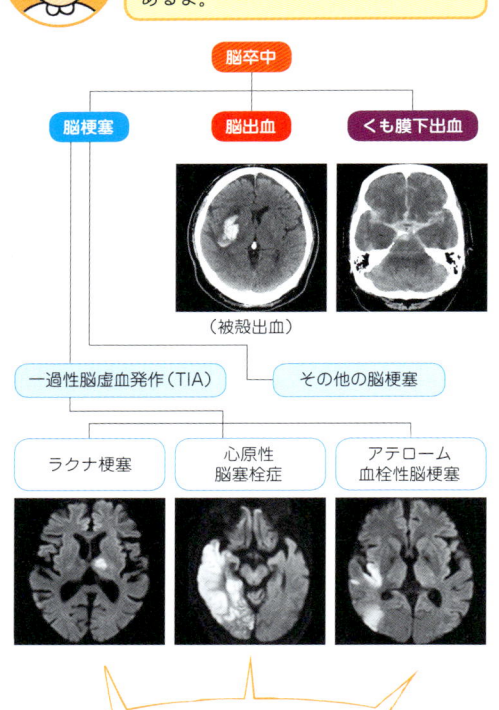

（被殻出血）

3 脳梗塞

脳梗塞の3つのタイプを詳しく説明するよ。

1. ラクナ梗塞

脳実質内の細い動脈が詰まって起こる。日本人に多い。

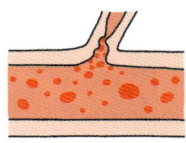

> MRAでは検出できず、脳血管造影検査（アンギオグラフィ）でしか映らない。

CT　　アンギオグラフィ　　MRI

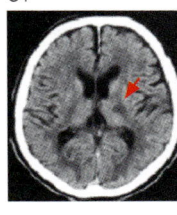 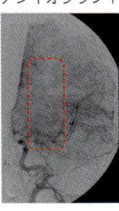 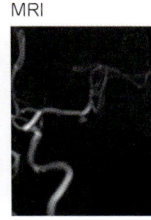

・MRAは脳実質の外側にある太い脳主幹動脈しか映らない。
・主幹動脈から分岐した、脳実質内の糸のような細い動脈（╌╌╌╌）が閉塞して起こる小さい梗塞（→）が、ラクナ梗塞。

原因	動脈硬化
治療	抗血栓薬の点滴、抗血小板薬の内服、脳保護薬の点滴

無症候性の脳梗塞もある

脳ドックなどで無症候性脳梗塞が発見された場合、症状がないからといって安心してはいけない。

MRI（T2強調画像）

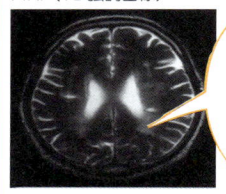

> 脳卒中の既往や症状がなくても、CTやMRIなどの検査で脳梗塞がみられるものを「無症候性ラクナ梗塞」という。

> 無症候性脳梗塞がある患者さんは、ない人に比べると、将来の脳卒中発症リスクが4倍以上、認知症発症リスクは2倍以上と報告されているよ。

　症状がないからといって安心せず、高血圧や糖尿病などがある場合は基礎疾患の治療を行い、脳卒中や認知症を予防することが大切である。

2. アテローム血栓性脳梗塞

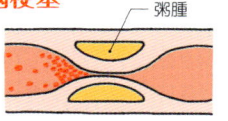

粥腫

　比較的太い脳動脈で動脈硬化が進行し、アテローム（粥腫）が形成され、血管が狭くなったり閉塞して起こる。

原因	動脈硬化
治療	急性期：抗血栓薬の点滴、抗血小板薬の内服、脳保護薬の点滴
	亜急性期、慢性期：PTA（バルーン拡張）、バイパス手術

- MRA で予知できる症例も多い。
- 急性期に最小限に症状の出現を食い止められれば、予防目的に外科的治療も検討される。
- アテローム血栓性脳梗塞の症状の特徴として、一過性脳虚血発作（TIA）の先行が 20 ～ 30％にみられる。➡ p.33

MRA

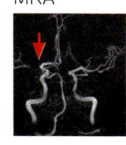

3. 心原性脳塞栓症

心臓内に血栓ができ、血液の流れに乗って脳に運ばれ、脳の血管が詰まる。

原因	心房細動などの不整脈や人工弁により、血栓が形成され塞栓源となる
治療	抗凝固薬による点滴治療または内服治療、脳保護薬の点滴

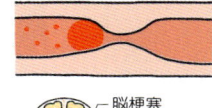

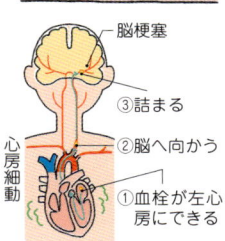

- 脳梗塞
- ③詰まる
- ②脳へ向かう
- 心房細動
- ①血栓が左心房にできる

MRI

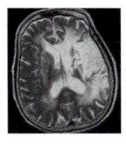

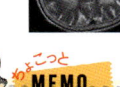

ちょこっと **MEMO**

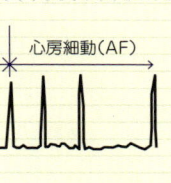

- 心房細動（AF）：心電図ではRR間隔に不整が出現、身体所見上も脈拍に不整が出現する（図参照）。

心房細動（AF）

- 発作性心房細動（PAF）：ふだんは心房細動はないが、一過性に出現する。そのため、検診などでも指摘されない。

心原性脳塞栓症は心疾患を合併することも多いから、心不全や頻脈、徐脈の管理が大切だよ。

4. 超急性期治療

　脳梗塞発症から時間が経過していない場合、主幹動脈の血流を再開通させることで、完全梗塞に至ることなく症状を劇的に改善させることができる場合もある。

アンギオグラフィ　　　MRI（DWI）

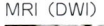

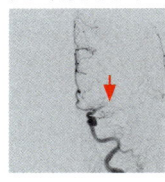

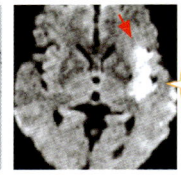

発症からの時間で治療法が変わる。

a. rt-PA 静注療法

　発症から 4.5 時間以内であれば、血栓溶解薬 rt-PA の点滴治療を行うことができる。

> rt-PA 静注療法は時間との闘い！

早期に脳血流を再開させれば、完全梗塞に至っていない部分（ペナンブラ）を救うことができる。

発症直後の梗塞部

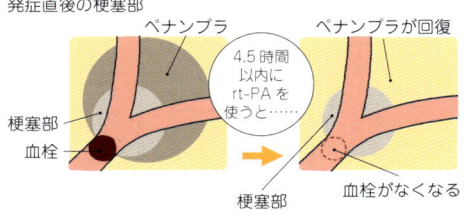

b. 最新の超急性期血栓回収療法

　最新の治療法で、発症から 4.5 時間を過ぎても、ステントや吸引カテーテルによって、直接、脳主幹動脈の血栓を回収できる。

術前の脳血管撮影　　術後の脳血管撮影　　回収した血栓

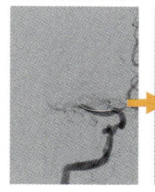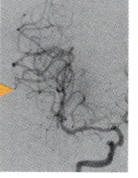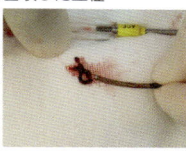

ステント

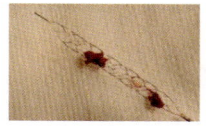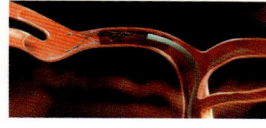

太い脳主幹動脈が閉塞しているにもかかわらず、脳梗塞範囲が小さい場合は、24 時間以内でも血栓回収療法が有効であることが示された（2017 年）。

5. 合併症

a. 出血性脳梗塞

　梗塞部位の完全に血流がない血管の壁は、すぐに脆弱となる。そのため、長時間経過してから血流が再開通すると、血管壁から血液が漏れて出血（出血性梗塞）をきたし、予後が悪くなることがある。

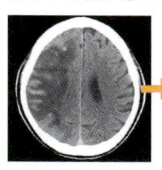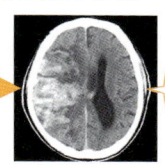

脳梗塞の範囲が大きいほど、出血性梗塞のリスクは高くなる。

b. 脳浮腫

　脳梗塞で脳細胞が壊死することによって、脳細胞内に水分が流れ込み、脳が腫脹する病態を脳浮腫という。脳浮腫治療薬を使用する。脳ヘルニア（脳幹を圧迫する）のリスクがある場合は、頭蓋骨を外すことで頭蓋内圧の軽減を図る。

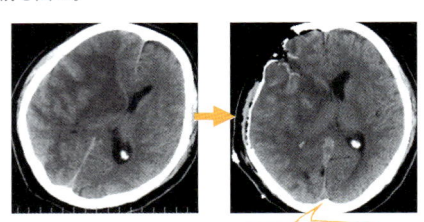

梗塞による脳浮腫では、発症数時間後から脳が腫脹する。

4 一過性脳虚血発作 (TIA)

> TIA(transient ischemic attack) は、脳梗塞と同様の症状が短時間 (通常は 10 分以内) 続いて、自然に消失する病態だよ。本格的な脳梗塞の前兆なんだ。

TIA を起こすと 3 カ月以内に 10 〜 15% が脳梗塞を発症する。その半数が 48 時間以内であるといわれている。

至急の対応が必要！

発症リスクを ABCD^2 スコアで評価する。

ABCD^2 スコア

A 年齢	60 歳以上	1 点
B 血圧	収縮期血圧 140mmHg かつ / または拡張期血圧 90mmHg 以上	1 点
C 臨床症状	片側脱力	2 点
	脱力をともなわない発語障害	1 点
	その他	0 点
D 症状持続期間	60 分以上	2 点
	10 〜 59 分	1 点
	10 分未満	0 点
D 糖尿病	糖尿病	1 点

TIA 発症後 2 日以内の脳梗塞発症率

0 〜 3 点	1.0%
4 〜 5 点	4.1%
6 〜 7 点	8.1%

（文献 1 より改変）

5 脳内出血

くも膜下腔にある脳主幹動脈から分岐して脳実質内に入り込んでいる細い血管が破れて、脳実質内に出血したものだよ。脳ドックでは予知できないんだ。

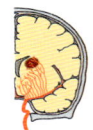
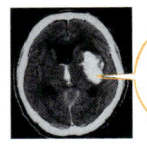

CTで出血部位が高吸収（白く映る）。

1. 好発部位

- a 被殻出血
- b 視床出血
- c 橋（脳幹）出血
- d 小脳出血
- e 皮質下出血

かつては、a〜eの割合が40%、30%、10%、10%、10%といわれたが、最近はeが20%弱に増加している。

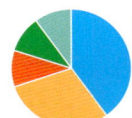

a. 被殻出血

レンズ核線条体動脈とよばれる穿通枝が破綻。
症状：片麻痺（出血部位と反対側の症状）、失語症（優位半球）、意識障害、感覚障害。

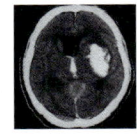

b. 視床出血

後方循環（椎骨脳底動脈系）からの穿通枝が破綻。
症状：感覚障害（出血部位と反対側の症状）、意識障害、眼球内下方偏位。

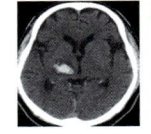

c. 橋（脳幹）出血

脳底動脈からの穿通枝が破綻。
症状：意識障害、呼吸障害、四肢の麻痺、眼球運動障害。

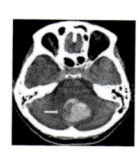

d. 小脳出血

小脳皮質枝が破綻。第四脳室の圧迫により、閉塞性水頭症を急激にともなうことがある。

症状：めまい、眼振、失調症状、意識障害。

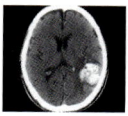

e. 皮質下出血

若年者：脳動静脈奇形➡ p.48。

高齢者：脳アミロイドアンギオパチーによるものが多い。

◆原因
・皮質下出血以外：90％以上が高血圧性。
・皮質下出血：50％以上が非高血圧性。

2. 治療

> 出血によって破壊された脳組織は救えないんだ。再出血の予防（血圧管理）と、脳浮腫の抑制が大切だよ。

保存治療	血圧管理、抗浮腫薬の使用
外科治療	出血が大きい場合。血腫除去：開頭もしくは内視鏡。外減圧：頭蓋骨を外すことで頭蓋内圧を下げる

血腫の増大による意識障害の増悪、切迫脳ヘルニアなどの徴候を見逃さないことが重要。

ちょこっと MEMO

・運動・感覚ニューロンは延髄の下部で交叉するため、大脳に障害が起こると、障害された脳の部位とは反対側の体に症状が現れる。
　例：右脳出血、右脳梗塞➡左麻痺、左感覚低下
・優位半球（左が多い）の障害では、失語症状が出ることもある。

6 脳室内出血

脳室内に血液が漏れ出した病態だよ。

頭部単純 CT（視床出血の脳室内穿破）

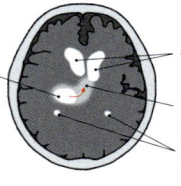

視床の血腫 — 側脳室前角の血腫

第三脳室の血腫

側脳室後角（脈絡叢）の生理的石灰化

1. 原因

・脳室内の微小血管から出血
・視床出血→脳室穿破　　・尾状核頭部出血→脳室穿破

脳室内の髄液に血液が混じることで、髄液循環が悪くなり、水頭症をまねくリスクがある。

2. 脳室穿破で水頭症をきたした場合の治療

血腫の排出や頭蓋内圧低下を目的に、外科的治療を行う。
↓
・脳室ドレナージ術　　・内視鏡的血腫除去術

脳室ドレナージの CT

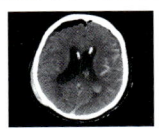

脳室ドレナージ術の適応

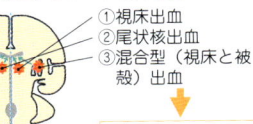

①視床出血
②尾状核出血
③混合型（視床と被殻）出血

脳室内穿破
＋
水頭症
（脳室拡大の強いもの）

7 くも膜下出血

脳の隙間の主要血管にできた脳動脈瘤が破裂して、くも膜と脳表面の軟膜との隙間（くも膜下腔）に出血した病態をいうよ。

脳実質外の出血（脳主要血管の破裂）

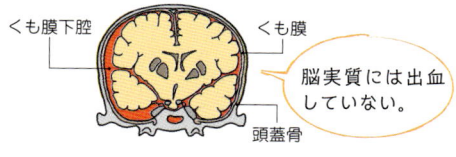

くも膜下腔　　くも膜

脳実質には出血していない。

頭蓋骨

1. 原因

・脳動脈瘤（中高年〜高齢者に好発）がもっとも多い。次いで脳動静脈奇形（AVM）が多い。
・性差・年齢：女性に多く（男性の約3倍）、発症年齢も高い。

わが国における
くも膜下出血の発症率
→性差：女性のほうが多い
（男：女＝1：2.8）

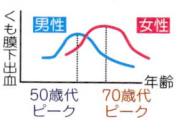

くも膜下出血

男性　女性

50歳代ピーク　70歳代ピーク　年齢

a. 脳動脈瘤

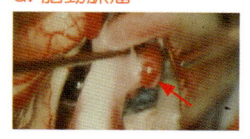

血流

脳動脈瘤

b. 脳動静脈奇形

圧の高い動脈の血流が毛細血管を経ずに、壁の薄い静脈に直接流入することで、静脈血管が破れて出血する。

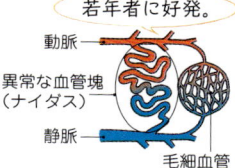

若年者に好発。

動脈

異常な血管塊（ナイダス）

静脈

毛細血管

2. 脳内出血との違い

　同じ出血だが、白く映る（高吸収域）のは、脳の表面や隙間（くも膜と脳表面にある軟膜の隙間）。

くも膜下出血の症例

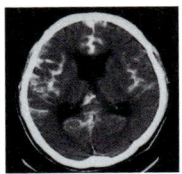

脳内出血の症例

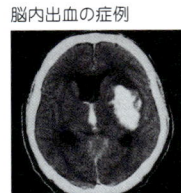

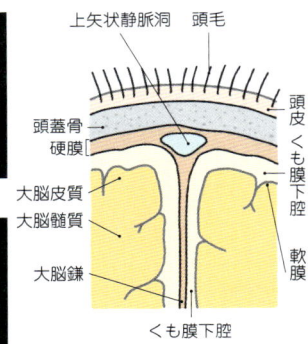

上矢状静脈洞　頭毛
頭蓋骨
硬膜
大脳皮質
大脳髄質
大脳鎌
頭皮
くも膜下腔
軟膜
くも膜下腔

3. 脳動脈瘤の3大好発部位

前交通動脈、中大脳動脈、内頚動脈に好発するよ。

アンギオグラフィ

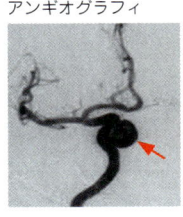

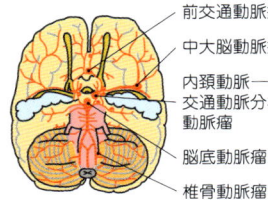

前交通動脈瘤
中大脳動脈瘤
内頚動脈―後交通動脈分枝動脈瘤
脳底動脈瘤
椎骨動脈瘤

前交通動脈瘤　　　　中大脳動脈瘤　　　　内頚動脈瘤

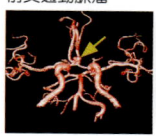 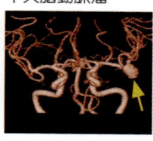 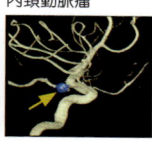

4. くも膜下出血の重症度分類

　くも膜下出血の重症度分類は2種類ある。

①Hunt&Kosnik 分類

②GCS（p.84 参照）を基にした WFNS 分類

　Grade Ⅱ までは頭痛症状のみが主になる。

Hunt & Kosnik 分類（1974 年）

Grade Ⅰ	無症状か、最小限の頭痛および軽度の項部硬直をみる
Grade Ⅱ	中等度から強度の頭痛、項部硬直をみるが、脳神経麻痺以外の神経学的失調はみられない
Grade Ⅲ	傾眠状態、錯乱状態、または軽度の巣症状を示すもの
Grade Ⅳ	昏迷状態で、中等度から重篤な片麻痺があり、早期除脳硬直および自律神経障害をともなうこともある
Grade Ⅴ	深昏睡状態で除脳硬直を示し、瀕死の様相を示すもの

（文献2より改変）

WFNS 分類

Grade	GCS score	主要な局所神経症状 （失語あるいは片麻痺）
Ⅰ	15	なし
Ⅱ	14-13	なし
Ⅲ	14-13	あり
Ⅳ	12-7	有無は不問
Ⅴ	6-3	有無は不問

（文献3より改変）

5. 症状

① 突然の激しい頭痛
② 悪心・嘔吐、けいれん、意識障害
③ 項部硬直（頸部を前屈させると抵抗がある）

局所症状はみられない

くも膜下出血は脳実質内に出血しないため、麻痺や失語など、脳の特定部位が障害を受けて生じる局所症状はない。

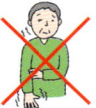 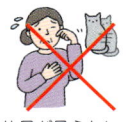 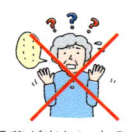

片側の顔面と手足が動かない、しびれる。

片目が見えないものが二重に見える。

言葉が出ない人の話が理解できない。呂律が回らない。

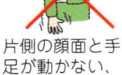

局所症状なし＝脳がダメージを受けていない

出血による頭蓋内圧亢進症状（頭痛、嘔吐）の次の段階は、内圧がさらに上昇することで、けいれんや意識障害が現れる。

6. 再破裂の予防（治療）

a. クリッピング術：開頭

脳動脈瘤の付け根をクリップで遮断して止血する。

クリッピング

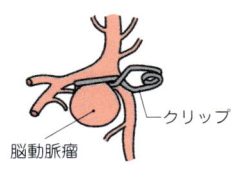

脳動脈瘤 —クリップ

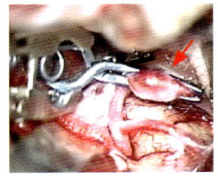

b. コイル塞栓術：血管内治療

　足の付け根からカテーテルを動脈瘤まで進め、コイルを充填して脳動脈瘤の血栓化を図る。

コイリング

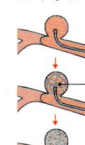

プラチナ性のコイル

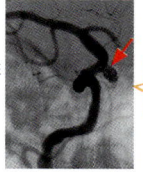

> 開頭を必要としない、侵襲の小さい血管内治療が多くなってきている。

- ・くも膜下出血の際の動脈瘤手術の目的は、「動脈瘤の再破裂予防」のみであり、患者の状態を良くする手術ではない。
- ・2回以上破裂すると死亡率が高くなるため、病院到着時から手術に入るまで、「絶対に破裂させないこと」が大切。

---

c. 術前看護

◆血圧管理
- ・降圧薬もしくは鎮静薬投与　　・環境整備

◆安静管理
- ・感覚（痛み刺激、大声など）、光刺激を避ける

ちょこっと MEMO

- ・搬送時の意識状態が悪いのは出血量が多くて頭蓋内圧が高い状態であり、嘔吐や血圧上昇による再破裂のリスクが高いことを覚えておく。
- ・リスクが高いと判断した場合は、麻酔薬を用いて人工呼吸器下で血圧管理する。

7. 脳血管攣縮（スパズム）

出血した血液成分によって起こる、持続的な血管攣縮（血管が細くなること）だよ。72時間後〜2週間後（ピークは8〜10日）に多いんだ。

左内頚動脈撮影

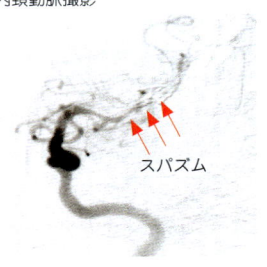

スパズム

検査
MRI /A または 3D-CTA で形態的に狭窄を探す。

原因
血管外に出た血液が分解されて、血管を収縮させる物質に変化し、血管壁に作用して脳動脈を攣縮させる（72時間〜2週間後）。

病態
脳動脈攣縮。血管が攣縮して血流が減少すると、梗塞を起こすことがある。症状が出る症候性のものは20〜40%に起こる[4]。

POINT ★
- 虚血による麻痺や意識レベルの変化に注意。
- 徴候を疑った場合は、すぐに MRI/A または 3D-CTA で血管が細くなっていないかを調べる。

a. 治療

①血圧管理、輸液管理（脱水、低血圧に注意）
②脳槽灌流、脊髄ドレナージ
③薬剤：エリル®、キサンボン®、抗血小板薬
④PTA (percutaneous transluminal angioplasty)、エリル®動注

b. 術後看護

	合併症予防・管理
脳血管攣縮に対する管理	〈発症72時間〜2週間後〉 ・水分管理（脱水にならないように） ・血圧管理（低くならないように）
ドレナージ管理	〈目的〉 ・脳圧管理 ・くも膜下腔の血腫除去
全身薬物投与	・エリル® ・キサンボン®（静脈投与） ・抗血小板薬
血管内治療	・バルーンによる血管拡張（PTA） ・エリル®動注

8. くも膜下出血後の正常圧水頭症

くも膜下出血から数週〜数カ月後に、認知症、尿失禁、歩行障害などが出ることがある。

出血した血液が髄液に混じることで髄液循環障害がじわじわと進行し、脳室拡大につながることが原因。

8 頚動脈狭窄症

頭の血管だけでなく、頚部の血管も脳梗塞の大きな原因になるよ。内頚動脈起始部が動脈硬化で狭くなるんだ。

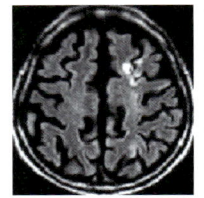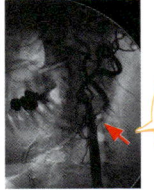

80％以上の狭窄は要注意!!

1. 検査

血管の狭窄度だけでなく、プラーク（粥状硬化）の性状も調べる。

3D-CTA　　　　アンギオグラフィ　　　MRA

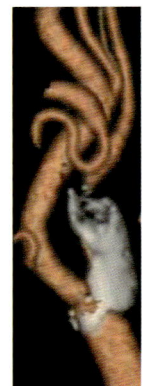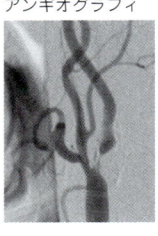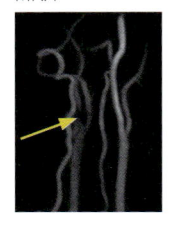

頚部エコー

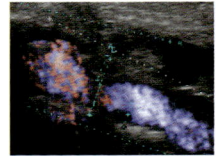

2. 治療

　頚動脈狭窄に対しては、抗血小板薬の内服が原則。

内科治療	抗血小板薬 1 ～ 2 剤
手術適応	症候性（50% 以上）、無症候性（80% 以上）

　外科手術は、直接プラークを切除する頚動脈内膜剥離術（CEA）と、プラークを血管壁に押し付けることで血管を広げるステント留置術（CAS）がある。

頚動脈内膜剥離術

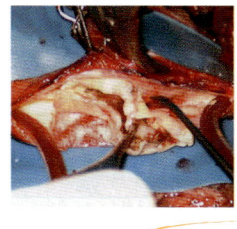

ステント留置術

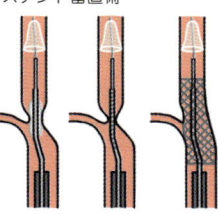

> 近年は侵襲の小さい
> ステント留置術が多い。

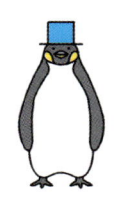

9 もやもや病

本来あるべき主幹動脈の末端が徐々に狭窄・閉塞して、不足した脳血流を補うように、もやもや血管とよばれる微小血管が発達する病態だよ。

一部に家族歴がある。

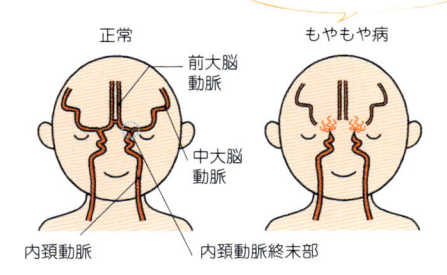

正常 / もやもや病

前大脳動脈
中大脳動脈
内頚動脈
内頚動脈終末部

1. 症状

出血	微小もやもや血管の破綻により、頭蓋内出血を起こす。成人に多い
虚血	脳血流が不足して脳梗塞になる。小児に多い

とくに小児の場合、啼泣時などに過換気から体内のCO_2が減少することで脳血管の攣縮をまねき、脳血流が減少して脳虚血発作が生じることが多い。

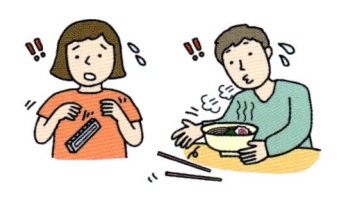

2. 治療

　虚血型には、脱水管理、血圧管理、抗血小板薬処方（虚血型）。外科治療ではバイパス術を行い、皮膚裏の血管（浅側頭動脈）を脳表の中大脳動脈に吻合することで、脳血流を増加させる。出血型に対しても、バイパス術によってもやもや血管の負担を軽くすることで、予防効果がある。

〈血管バイパス術〉

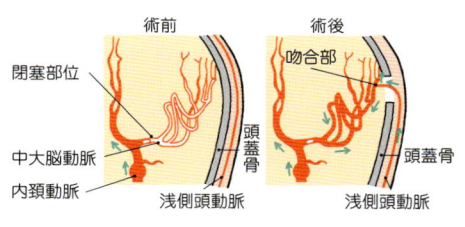

術前　　　　　　　　　術後
閉塞部位　　　　　　　吻合部
中大脳動脈　　　　　　頭蓋骨
内頚動脈　　　　　　　頭蓋骨
浅側頭動脈　　　　　　浅側頭動脈

10 脳動静脈奇形 (AVM)

本来、脳内の動脈と静脈は毛細血管を通じて交通し、脳組織に栄養を与えている。そのため、動脈の高い圧は毛細血管を通過する際に圧が低下し、静脈は低い圧で維持されている。

この疾患は、ナイダスとよばれる異常血管の塊で、毛細血管を介さずに動脈と静脈が直接交通することで、静脈に異常に高い圧負荷がかかっている病態だよ。

アンギオグラフィ

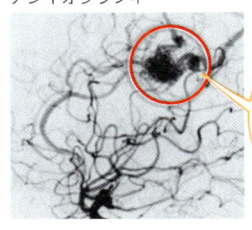

破裂すると脳出血やくも膜下出血を起こす。痙攣の原因となることもある。

1年間の破裂率　未破裂2%程度

1度破裂するとその後の1年は約6%、その後は約2%とされている[5]。

1. 検査

脳血管造影検査を行う。

2. 治療

程度や部位によって選択する。
・保存治療→降圧薬内服
・外科的摘出　・血管内治療　・放射線治療

11 急性硬膜下血腫、急性硬膜外血腫

原因は、外傷によるものが多いよ。意識障害などの神経症状が進行する場合は、ただちに開頭減圧術が必要なんだ。

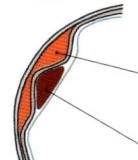

□ 頭蓋骨　■ 硬膜　■ くも膜

硬膜外出血
（頭蓋骨と硬膜の間に起こる出血）

硬膜下出血
（硬膜とくも膜の間に起こる出血）

	急性硬膜下血腫（ASDH）	急性硬膜外血腫（AEDH）
病態	頭部外傷により、硬膜とくも膜の間に血腫が貯留	頭部外傷により、頭蓋骨と硬膜の間に血腫が貯留
症状	意識障害	意識清明期を認めることがある
頭部CT	受傷部位と反対側に三日月型	受傷部位に一致した凸レンズ型
出血原因	脳表の血管が損傷	骨折部位からの出血が多い

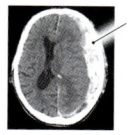

三日月型

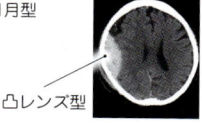

凸レンズ型

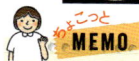

ちょこっとMEMO

　急性硬膜外血腫は、骨と硬膜が硬く癒着しているため、その隙間に出た出血が硬膜を内側にシフトさせ、脳を圧迫するのに多少時間が経過することがまれにある。そのため、受傷直後は意識が清明でも、数時間後に意識障害をきたすことがある。

12 慢性硬膜下血腫

3 週間以上前の軽度の頭部外傷で、細い血管が損傷して、微量出血によって硬膜の下に徐々に外膜と内膜に包まれた血腫が形成された病態だよ。

症状	最初は軽度頭痛、徐々に認知症状・運動麻痺がみられる
検査	頭部 CT で三日月型の低〜高吸収域を認める（白〜灰色）
治療	穿頭ドレナージ術。ドリルで孔を開け、流動性の血腫を洗浄する

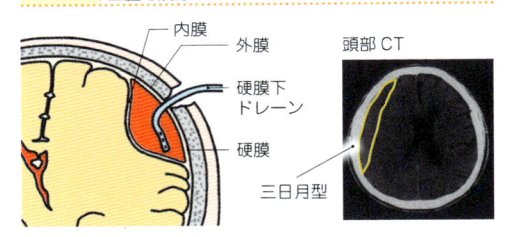

内膜・外膜
硬膜下ドレーン
硬膜

頭部 CT

三日月型

急性硬膜下血腫との違い

同じくらい脳が圧迫されるのに、なぜ急性硬膜下血腫は症状が重く、慢性硬膜下血腫は軽度なのか？

↓

顔にパンチを食らうときに、ボクサーの速く強いパンチと、スローモーションで食らうのとでは、衝撃が全然違う。

つまり、短時間で急激に圧迫されたほうが負傷の度合いは大きいため、急性の硬膜下血腫のダメージは大きく、慢性はゆるやかとなる。

13 水頭症

頭の中や脊髄の表面を流れる髄液が脳室に溜まり、周りの脳を圧迫することで、歩行障害、物忘れ、失禁などの症状が出るよ。

正常　　　　　脳室拡大

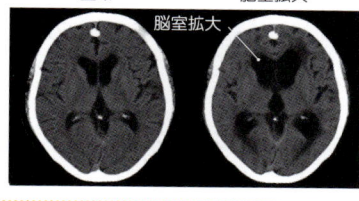

脳室拡大

検査	CT、MRIによる脳室拡大像 タップテスト：腰椎から髄液を 30mL 程度抜き、症状が改善するか調べる 改善すれば手術を考慮
治療	脳室 - 腹腔シャント術、腰椎 - 腹腔シャント術

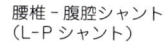

脳室 - 腹腔シャント　　　　腰椎 - 腹腔シャント
（V-P シャント）　　　　　（L-P シャント）

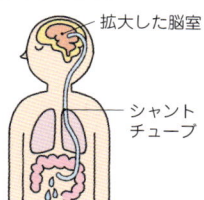

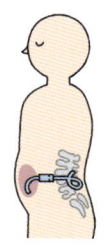

拡大した脳室

シャントチューブ

髄液の流出

高齢者に起こる原因不明の水頭症は「特発性正常圧水頭症（iNPH）」というよ。

14 脳腫瘍

発生する部位によって、良性、悪性が異なるよ。

グリオーマ、
転移性脳腫瘍
25.8%

髄膜腫
27.0%

下垂体腺腫
18.1%

神経鞘腫
10.7%

脳実質内腫瘍
グリオーマ、転移性脳腫瘍 脳浸潤（＋）、全摘出困難 （手術＋放射線治療、化学療法）

悪性が多い。

脳実質外腫瘍
髄膜腫（硬膜から発生）、下垂体腺腫、 神経鞘腫（神経から発生） 脳浸潤（－）、全摘出も可能

良性が多い。

15 脳脊髄液減少症

髄液圧が低い状態にあることにより、引き起こされる症状だよ。

MRI（硬膜造影効果あり）

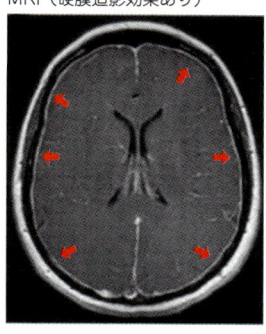

症状	起立性頭痛、めまい、悪心、耳鳴り、めまいなど
検査	MRIによる硬膜造影効果（＋）、RI、ミエログラフィによる髄液漏出所見
治療	点滴、臥床安静。改善しない場合はブラッドパッチ

MRミエログラフィ（髄液漏出所見）

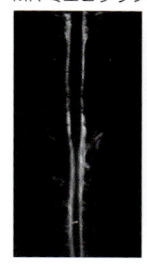 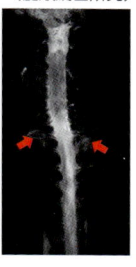

1 意識障害

JCS と GCS（➡ p.83、84）を十分に理解して、まずは患者さんの意識障害を医師に客観的評価として報告できることが大切だよ。そのうえで、以下の意識障害は現場でもよく遭遇する特徴的な意識障害のパターンなので、覚えておこうね。

1. 遷延性意識障害（植物状態）

・持続的な重度の昏睡状態（3カ月以上）。
・心拍、呼吸などの生命維持に必要な<u>脳幹機能は辛うじて機能している</u>が、広範囲な損傷によって<u>大脳機能は喪失し</u>、意識がない状態。脳幹機能が不可逆的に損傷している脳死状態とは区別される。
・脳卒中、外傷、心肺停止などで起こり得る。

2. 除脳硬直

・重度の意識障害と診断される重要な症候。<u>脳幹損傷によるものが多い</u>。
・両上肢は肘で伸展、前腕は回内、手関節は軽度屈曲する。両下肢は股関節で内転、膝関節で伸展し、足関節は底屈する。体幹は弓なり反張を呈することがある。

〈除脳硬直〉

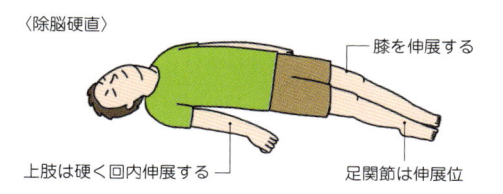

膝を伸展する

上肢は硬く回内伸展する

足関節は伸展位

・大脳の皮質や白質が広範囲に障害を受けた<u>除皮質硬直</u>の症候とは、区別する必要がある。

〈除皮質硬直〉

上肢は屈曲内転位となる

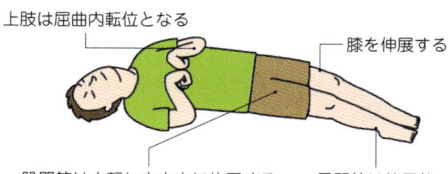

膝を伸展する

股関節は内転し内方向に旋回する

足関節は伸展位

3. 失外套症候群

・<u>大脳皮質</u>の損傷によって大脳皮質の機能が完全に失われた状態である。
・開眼し眼球は動かし、睡眠と覚醒のリズムも保たれているが、<u>自発性</u>の欠如が著しく、自ら話したり動いたり認識したりすることがなく、精神的な反応はほとんどなくなる。

2 瞳孔異常、眼球運動障害

瞳孔と眼球運動の異常で、病変を予知できるよ。

1. 共同偏視

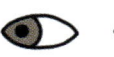
共同偏視（病側）

共同偏視（健側）

- 大脳半球や内包の破壊性病変（おもに出血）：病変側に眼球偏位（＝片麻痺と対側）。
- 刺激性病変（おもに器質病変によるけいれん発作）：病変側と逆側に眼球偏位（＝片麻痺と同側）。

2. 瞳孔不同

瞳孔不同

- 瞳孔径が 2mm 以下の場合を「縮瞳」、5mm 以上の場合を「散瞳」とよび、瞳孔径に左右差があれば「瞳孔不同」とする。
- 意識障害をともなう瞳孔不同は、散瞳側の瞳孔が対光反射消失もともなえば、脳ヘルニアによる脳幹ダメージの徴候と考えられる。

3. 縮瞳

針穴瞳孔

- 両側瞳孔が著しく縮瞳した「針穴瞳孔（pinpoint pupil）」は脳幹出血、中心性脳ヘルニアなどにともなってみられ、予後不良の徴候であり、両眼球は正中固定する。
- 一側の縮瞳に眼瞼下垂をともなっていれば「ホルネル（Horner）症候群」であり、意識障害をともなう場合は脳幹病変を考える必要がある。

対光反射のしくみ

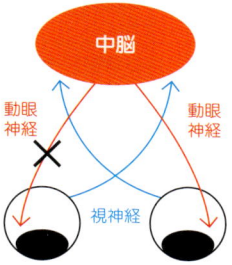

中脳

動眼神経

動眼神経

×

視神経

対光反射

瞳孔に光を当てると瞳孔が小さくなる（縮瞳）こと。

光刺激
↓
視神経
↓
中脳
↓
動眼神経
↓
縮瞳

意識障害のある患者で、対光反射が消失して瞳孔散大がみられる場合は、脳幹がダメージを受けている可能性を示唆する。

. . . .

. . . .

. . . .

. . . .

. . . .

. . . .

. . . .

3 運動・感覚障害

大脳皮質の運動野（中心前回）や感覚野（中心後回）の局所障害による症状は、脳幹と脊髄の経路を通って対側の症状として現れるよ。

なぜ対側か？ → 運動野経路（錐体路）は<u>延髄</u>で交叉し、感覚経路は<u>脊髄</u>で交差する。

〈錐体路〉

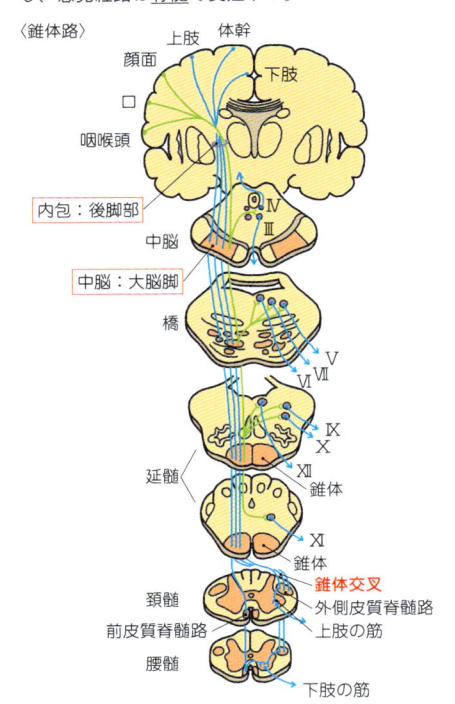

- 上肢
- 体幹
- 顔面
- 下肢
- □
- 咽喉頭
- 内包：後脚部
- 中脳
- 中脳：大脳脚
- 橋
- 延髄
- 錐体
- 錐体
- 錐体交叉
- 外側皮質脊髄路
- 頚髄
- 前皮質脊髄路
- 上肢の筋
- 腰髄
- 下肢の筋
- Ⅳ
- Ⅲ
- Ⅴ
- Ⅶ
- Ⅵ
- Ⅸ
- Ⅹ
- Ⅻ
- Ⅺ

〈体性感覚野と運動野〉

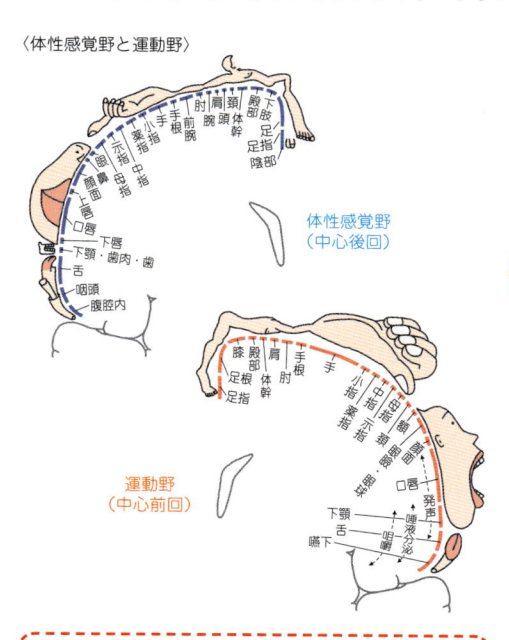

体性感覚野
（中心後回）

運動野
（中心前回）

細かく複雑な動きを必要とする部位が、脳では広い面積を占める。

4 嚥下障害

現場ではとっても重要だよ。発症 24 時間以内の急性期脳卒中患者さんは 50% 以上に嚥下障害があるんだ。でも、1 カ月までにはそのうちの 70% が軽快するよ。その期間中、いかにして誤嚥性肺炎を起こさないかが重要だよ。

1. 嚥下のステージ

以下のいずれの過程でも嚥下障害は起こる。

先行期	食べ物を認識して食べようとする
口腔準備期	噛んだり、唾液と混ぜ合わせて食塊を形成する
口腔期	食塊を圧によって口腔から咽頭に送り込む
咽頭期	喉頭閉鎖（気道防御）が起こって、反射により食塊が咽頭から食道に送り込まれる
食道期	食塊が食道から胃に送り込まれる

2. 原因となる病態

a. 偽性球麻痺：両側の皮質核路の障害

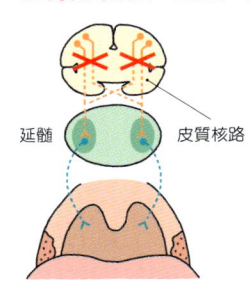

延髄　　　皮質核路

延髄には嚥下に関係する舌咽神経（IX）、迷走神経（X）、舌下神経（XII）が通っている。

b. 球麻痺：延髄の障害

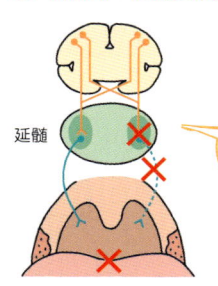

延髄

> 球麻痺をきたす代表に、延髄外側梗塞によるワレンベルグ症候群がある。

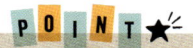
POINT ★

球麻痺は嚥下反射が障害されることが多く、その一方で偽性球麻痺は「嚥下反射が障害されていない」ことが特徴。その代わりに、嚥下反射が誘発されにくく、反射が起こっても嚥下圧が弱く、口腔期や喉頭閉鎖との協調が失われることが特徴。

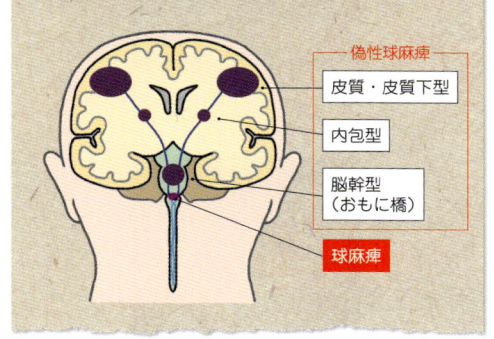

偽性球麻痺
- 皮質・皮質下型
- 内包型
- 脳幹型（おもに橋）

球麻痺

1 X線

骨折や縫合部の離開、トルコ鞍の変形・破壊、骨肥厚、石灰化の有無に注意が必要だよ。

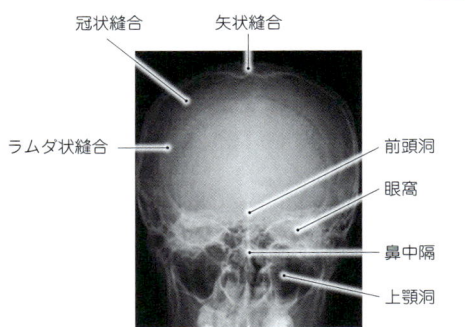

- 冠状縫合
- 矢状縫合
- ラムダ状縫合
- 前頭洞
- 眼窩
- 鼻中隔
- 上顎洞

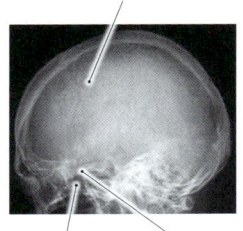

- 血管溝（中硬膜動脈）
- 蝶形骨洞
- トルコ鞍

2 CT、CTA

1. CT

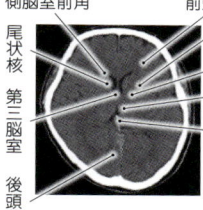

側脳室前角　前頭葉
尾状核
被殻
淡蒼球
視床
松果体
第三脳室
後頭葉

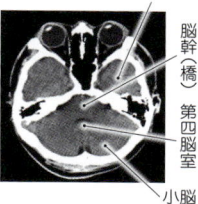

側頭葉
脳幹（橋）
第四脳室
小脳

> [!NOTE] CT 高吸収域

血腫、血管病変（動脈瘤、動静脈奇形）、腫瘍、生理的石灰化（松果体、脈絡叢、基底核、小脳歯状核）など

> [!NOTE] CT 低吸収域

脳梗塞、慢性血腫、腫瘍、嚢胞など

2. CTA

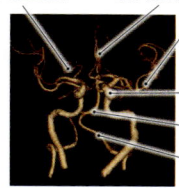

後大脳動脈　前大脳動脈
中大脳動脈
内頚動脈
脳底動脈
椎骨動脈

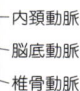

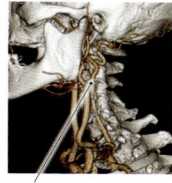

頚部内頚動脈

3D-CTA は脳動脈瘤や脳動脈閉塞の診断に有効だよ。造影剤を使用するから、副作用の発現や腎機能障害に注意しようね。

3 MRI、MRA

検査の前に、患者さんの体内に金属製の医療器具が留置されていないか、チェックが必須！ MR室には医療従事者も金属類を持ち込んではいけないんだ。

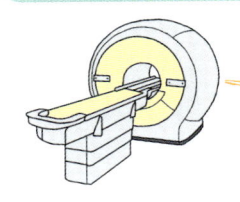

閉所恐怖症の有無の確認も重要。

1. MRI

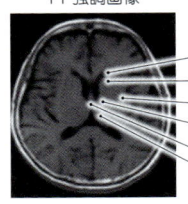 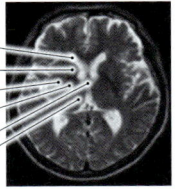

T1 強調画像		T2 強調画像
	側脳室前角	
	尾状核	
	被殻	
	淡蒼球	
	第三脳室	
	視床	

水を多く含む組織	T1 低信号、T2 高信号
高タンパク濃度の組織	T2 低信号
脂肪成分の大きい組織	T1 高信号

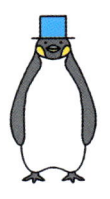

拡散強調画像 （DWI〔ディフュージョン〕）	T2* 強調画像 （T2 スター）

急性期脳梗塞

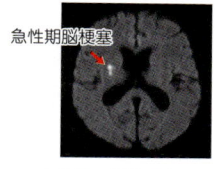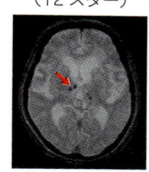

- ・水分子の拡散現象を見ている。
- ・急性期脳梗塞の検出にきわめて有用（高信号域）。
- ・脳膿瘍や悪性脳腫瘍でも高信号を呈するため、鑑別が必要。

- ・ヘモジデリンの沈着を見ている。
- ・脳微小出血（マイクロブリーズ）の検出に有用（円形の低信号域）。
- ・急性期脳梗塞における血栓をとらえうる。

2. MRA

頭蓋内

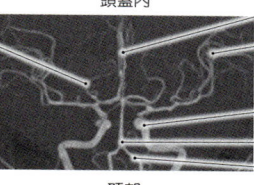

後大脳動脈 — 前大脳動脈 — 中大脳動脈 — 内頚動脈 — 脳底動脈 — 椎骨動脈

頚部

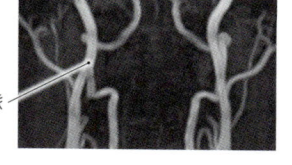

頚部内頚動脈

POINT

- ・造影剤を必要とせず、脳動脈瘤、血管奇形、動脈硬化などの血管の形態を観察できる。
- ・微細な血管や遅い血流を検出することは困難。

4 DSA

脳動脈瘤、血管奇形、動脈硬化、血栓症など、脳血管性病変の検出に優れているよ。

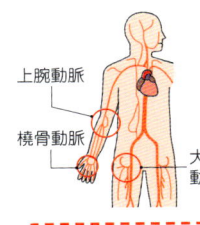

上腕動脈
橈骨動脈
大腿動脈

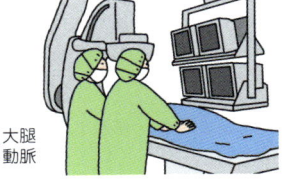

・大腿動脈や上腕動脈、橈骨動脈からカテーテルを挿入し、透視下に撮影する。
・造影剤アレルギー、穿刺部の血腫形成、脳梗塞などの危険性がある。
・検査後は穿刺部を圧迫固定し、2～3時間は安静臥床とする。原則、圧迫固定は翌日に解除する。

内頚動脈撮影：前後像　　　　　　　内頚動脈撮影：側面像

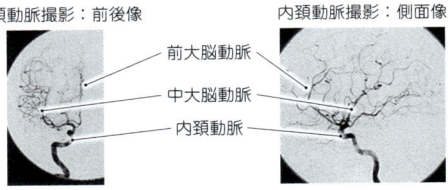

前大脳動脈
中大脳動脈
内頚動脈

椎骨動脈撮影：前後像　　　　　　　椎骨動脈撮影：側面像

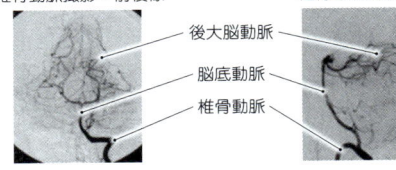

後大脳動脈
脳底動脈
椎骨動脈

5 VE、VF

1. VE（嚥下内視鏡検査）

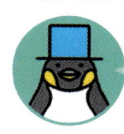

内視鏡を用いて行うよ。ベッドサイドで実施できるんだ。

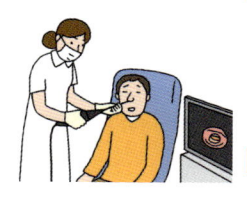

メリット
・咽後頭粘膜の状態や声門閉鎖機能、分泌物の貯留や気道への流入の有無を確認できる。
・実際の食物を飲み込む場面を観察できる。
・被ばくがない。

デメリット
・咽喉頭部しか観察できない。
・検査の不快感がある。

2. VF（嚥下造影検査）

造影剤を含んだ模擬食品を嚥下させて、X線透視下で観察するよ。

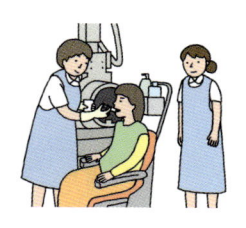

メリット
・誤嚥があるかどうかのチェック、口腔・咽頭・食道の動きの観察に有用。
・安全に食べるための体位や食物形態を見つけることができる。

デメリット
・被ばくの問題がある。
・X線室で行うため、患者の意識状態と全身状態に注意を払う必要がある。

4 看護

1 発症～超急性期の血圧管理

1.（高血圧性）脳出血

> できるだけ早期に収縮期血圧を 140 mmHg 未満に降下させて、7 日間維持させるよ。

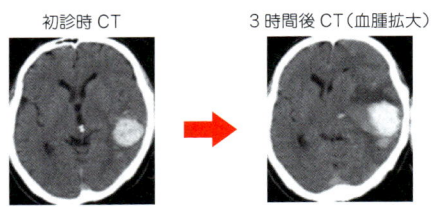

初診時 CT　　　　　　3 時間後 CT（血腫拡大）

a. 適切な降圧
カルシウム拮抗薬や硝酸薬の微量点滴静注。

尿量減少（腎血流低下）や徐脈（高齢者）に注意する。

b. 降圧による圧迫脳（血腫周囲）の血流低下
60mL 程度までの血腫では考える必要はない。

2. くも膜下出血（脳動脈瘤：未治療の段階）

> 収縮期血圧は 160mmHg 未満、前値の 80% を目標にするよ。

a. 降圧目標
・くも膜下出血について、『脳卒中治療ガイドライン

『2015』では目標値は示されていない。

・頭蓋内圧上昇時には、降圧により脳灌流圧が下がって脳虚血を悪化させたり、また厳格な降圧群（120〜140mmHg）でも再出血が多かったという報告がある。

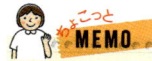
MEMO

鎮静・鎮痛とともに、降圧管理が重要なことに変わりはない。降圧指示については患者ごとに必ず主治医に確認すること。

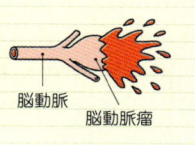
脳動脈
脳動脈瘤

3. 脳梗塞

脳梗塞の血圧管理は、（超）急性期と慢性期でまったく別物なんだ。混同しないように、頭の中できちんと整理しておこうね。

血栓溶解療法予定患者（発症4.5時間以内）	アルテプラーゼの静脈投与による降圧療法。収縮期血圧 185mmHg 未満かつ拡張期血圧 110mmHg 未満に血圧管理をして血栓溶解を行う
血栓溶解療法を行わない患者	収縮期血圧 220mmHg 未満かつ拡張期血圧 120mmHg 未満に血圧管理を行う（目標：前値の 85%）

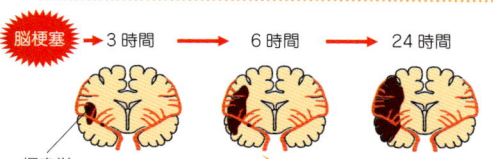

脳梗塞 ➡ 3 時間 ➡ 6 時間 ➡ 24 時間

梗塞巣

時間がたつと、梗塞はどんどん大きくなる。

2 周術期看護の基本 （1）

手術室（血管造影室）から帰室した患者さんには、おさえるべき多くのポイントがあって、こまやかな看護の視点が求められるよ。

1. 術前から始まる術後看護

外科手術も血管内治療も、術後看護は術前からすでに始まっている。患者および病変がもつ特有のリスクについて、事前に確認しておくことが重要。

カンファレンスを行ったり、術者から前もって情報を入手する。

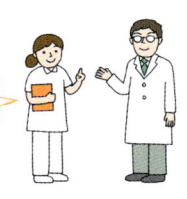

2. 周術期のおもな看護ポイント

a. バイタルサイン・全身麻酔の影響

気道狭窄	気管挿管の影響：喉頭浮腫
呼吸状態	異常呼吸パターンの有無、無気肺・肺水腫の有無、動脈血酸素飽和度（SpO_2）のチェック
循環動態	血圧、脈拍、術中の尿量、バイタルサインの推移
体温管理	高体温は代謝を悪化させ、予後不良因子となる

b. 術中イベントの情報収集

- 顕微鏡手術も血管内治療もデリケートな操作であり、予想外のイベントが起こる場合がある。
- 術中の情報をスムーズに収集するためには、ふだんから医師とコミュニケーションがとれているかどうかにかかっている。

c. 頭蓋内圧亢進症状

頭蓋内圧が上昇すると、その代償機構としてクッシング現象が生じる。

血圧上昇	頭蓋内圧に打ちかって脳血流を維持
徐脈	ゆっくりとした脈圧の大きい圧迫脈

※脳ヘルニアに関しては、p.22 参照。

d. ギャッチアップ と脳静脈還流

・1909 年に米国で活躍した外科医の Gatch（ギャッチ）が "gatch bed" として報告（ギャッジアップは誤り）。

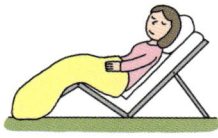

・もともとは褥瘡予防と呼吸器合併症回避のためであったが、頭位挙上により脳静脈還流を良くすると報告され、現在は頭蓋内圧亢進例にのみ有効との考えが主流。

e. 排尿と排便の管理

排便時の怒責や膀胱内圧上昇による腹腔内圧上昇を避けることによって、脳静脈還流障害を予防する。

f. 高齢患者に対する心構え

高齢患者はすべての機能において「予備能が乏しい」と考え、看護することが重要。

高齢の患者さんは、見た目やデータが正常だからといって、安心してはいけないんだね。

3 周術期看護の基本 (2)

周術期看護では、緊急のドクターコールのタイミングを逸しないことは、ドレーン管理（p.81）とならぶ２大重要ポイントのうちの１つなんだ。ここでは、緊急コールを意識した神経症状のみかたについて解説するよ。

1. 意識レベル

脳神経疾患による意識障害の多くは、以下の２つのいずれかの障害による。

| 脳幹 | 上行性網様体賦活系（ARAS） |
| 大脳 | 両側大脳半球の広範な障害 |

※両側間脳（視床下部・視床・中脳）の障害によっても起こる場合がある。

代表的な評価方法

| JCS（Japan Coma Scale） | わが国のみで普及。短時間で簡便に評価が可能➡ p.83 |
| GCS（Glasgow Coma Scale） | 世界中で広く普及。開眼・最良言語反応・最良運動機能の１項目でも判定できないと、評価の信頼性は乏しい➡ p.84 |

2. 運動麻痺

◆上肢バレー試験

おもに上肢の不全片麻痺を評価。両腕を手掌を上にしてまっすぐ伸ばして水平に保ち、その状態で目を閉じて維持してもらう。

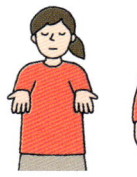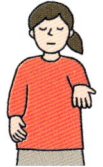

［障害側の特徴的所見］
・次第に降下　・肘が屈曲　・回内　・第５指徴候

◆前腕回旋（forearm rolling）試験、
　手指回旋（finger rolling）試験
　　上肢バレー試験より軽度の上肢
の運動麻痺をみる。前腕や手指を
回旋させると、障害側を軸にして
健側が回旋を示す。

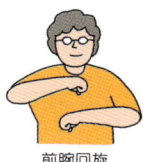

前腕回旋

前腕よりも手指のほう
が、より感度が高いと
いわれている。

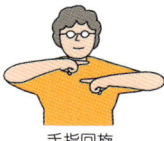

手指回旋

上肢運動麻痺の評価方法の違い

	挙上動作	開閉眼	両側／片側ずつ	手掌の向き
NIHSS ➡ p.85	検者による	開眼	片側ずつ（健側が先）	下
バレー試験	検者による	閉眼	両側同時	上

◆下肢バレー試験、ミンガッチーニ（Mingazzini）試験
　　下肢の不全麻痺を評価する代表的な方法。

下肢バレー試験

正常	異常

腹臥位で、両下肢が接しないように両膝関節を 45°に曲げ
た肢位をしばらく保つよう命じる

45°

揺れ
下降

肢位を維持できる
↓
下肢のバレー徴候（−）

麻痺側の下肢の下降、
揺れがみられる
↓
下肢のバレー徴候（＋）

ミンガッチーニ試験

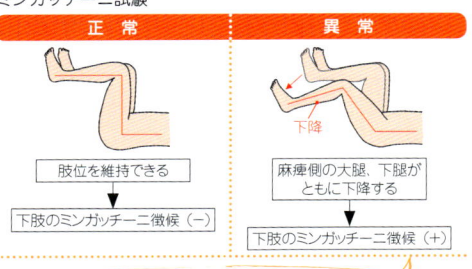

正常	異常
肢位を維持できる	麻痺側の大腿，下腿が ともに下降する
下肢のミンガッチーニ徴候（−）	下肢のミンガッチーニ徴候（＋）

下降

仰臥位で評価できるミンガッチーニ試験が普及している。

3. 瞳孔

ポイント

・直径　・左右不同の有無
・正円形状　・直接＋間接対光反射

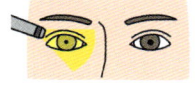

※詳細は p.56 参照。
※脳動脈瘤未処置のくも膜下出血患者には，いきなり瞳孔に
　光を当てないこと。
※視野の外（おもに外側）から光を入れる。視野内の遠方か
　ら光を入れても，正しく判定できない。

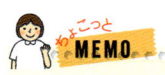

ちょこっと MEMO

「大変です。眼瞼下垂と瞳孔不同が出ています」
　ドクターコールに「動眼神経麻痺だから，IC-PC
か BA-SCA の動脈瘤が急激に破裂したか」とあわ
てて駆け付けた当直医が見ると，小さい瞳孔のほう
の眼瞼がやや下がっている。
これは縮瞳と眼裂狭小で，ホ
ルネル症候群のほかの症状も
みられた。よくある事例なの
で，覚えておきたい。

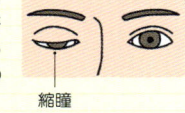

縮瞳

4. 構音障害

「パ・タ・カ」の繰り返しにより評価する。

パ：口唇音	顔面神経
タ：舌音	舌下神経
カ：口蓋音	迷走神経（軟口蓋麻痺）

有名で簡便な検査。

5. 顔面神経麻痺

大きく目を見開いて、額にシワを寄せてもらう。

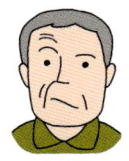

末梢性
麻痺側の額には
シワが寄らない。

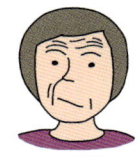

中枢性
額全体にシワが寄る。

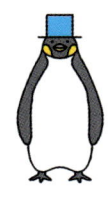

4 外科手術の周術期看護

前項のポイント以外に、外科手術で必要なチェック項目について説明するよ。

1. 術後出血の回避

厳格な血圧管理	術後出血の危険因子
もっとも出血しやすい術後6時間は、より注意が必要	・刺激 ・苦痛や疼痛 ・体動 ・循環血漿量の異常増加

2. 術創部の管理

術前日	入浴、洗髪により頭髪と頭皮を清潔に保つことが重要（緊急手術を除く）。手術は部分剃毛で行われることが多い	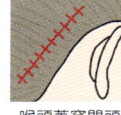 喉頭蓋窩開頭 （微小血管減圧術）
術後1日目	硬膜外（皮下）ドレーン抜去後は、創部を閉鎖的に保つ	
術後24〜48時間	通常は、縫合された術創部は覆われて完全に塞がるため、密閉のみで消毒は不要とする考えが主流	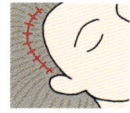 前頭側頭開頭（中大脳動脈瘤クリッピング術）

・上記は感染がないことが前提であるため、感染の有無のチェックはその後も重要。
・術創部の浸出液には細胞増殖因子が多種類含まれており、これを頻回な消毒操作で取り除くと、創傷治癒はむしろ遅くなる。

3. バイパス術後の創部管理

　脳神経外科におけるバイパス術のなかでもっとも多いのは、頭皮を養う血管である浅側頭動脈（STA）をドナーとして、中大脳動脈（MCA）をレシピエントとするSTA-MCA吻合術である。

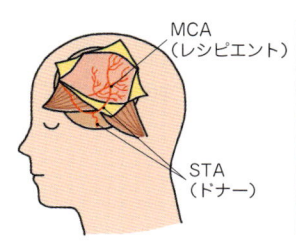

MCA
（レシピエント）

STA
（ドナー）

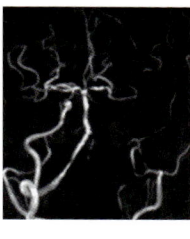

注意点

頭皮への血流が減るため、圧迫を避けて皮膚が壊死していないか観察する。感染（血流の乏しい部分は感染に弱い）にも、さらに注意が必要。

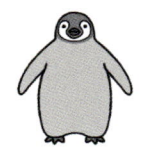

5 脳血管内治療の周術期看護

1. 脳動脈瘤塞栓術

脳動脈瘤塞栓術は、多彩なステントを中心としたデバイスの進歩にともなって、治療数が年々増加しているよ。ステントを併用したコイル塞栓術だけでなく、ステントのみの整流効果で瘤内血栓化を促す治療法も出てきたんだ。

a. リスクと対応

　異物（金属）が血管内に留置されるために、血栓塞栓症のリスクも増えることへの理解が必要。

脳動脈瘤の末梢血管閉塞による症状を推定し、説明する。

　血栓塞栓症予防のため、複数の抗血小板薬を用いた抗血栓療法の強化が必要になる。

穿刺部位血腫、消化管出血、頭蓋内出血のチェック。

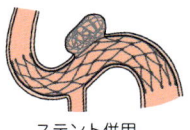

ステント併用
脳動脈瘤塞栓術

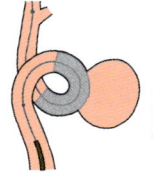

フローダイバーター（ステント）のみによる脳動脈瘤治療

2. 頚動脈ステント留置術（CAS）

CAS の周術期看護は、頚動脈内膜剥離術（CEA）とセットにして覚えると理解しやすいよ。

a. 看護と注意点

共通	・血栓塞栓症の予防
CAS	・頸動脈洞反射による徐脈　・血圧低下の遷延 ・穿刺部位血腫
CEA	・術創部のケア：血腫形成により気道閉塞に至ることがある ・神経麻痺：おもに上喉頭神経麻痺による嗄声や嚥下障害

術前　ステント留置後拡張　術後

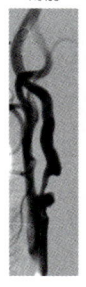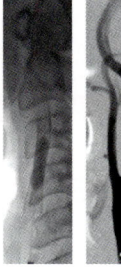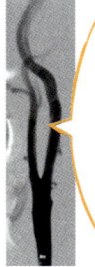

CAS でもっとも重要な合併症である過灌流症候群の頻度は平均約 1%（0.3 ～ 2%）と低くても、致死率が 50% 近く（36 ～ 63%）である。そのため、最大の注意が必要となる。

POINT ★

・術後の過灌流症候群のハイリスクかどうか、事前に情報を入手しておく。
・初発症状は「頭痛」が多いことを知っておく。

b. CAS と CEA の術後の過灌流症候群における違い

	CAS	CEA
発症様式	頭蓋内出血（脳出血、くも膜下出血）	脳出血、脳浮腫
発症時期	術後 24 時間以内	術後 2 ～ 3 週間程度まで起こり得る
血圧管理	発症予防不能	発症予防可能

3. 脳梗塞：rt-PA 静注療法および血栓回収術後

2018 年 5 月 10 日付で、日本脳神経外科学会、日本脳卒中学会、日本脳神経血管内治療学会のホームページで最新の治療指針が示された。

発症 6 時間以内に血栓回収を開始	
発症前	mRS：0-1
閉塞部位	ICA または M1
ASPECTS	6 点以上（CT もしくは DWI-MRI）
NIHSS	6 以上
年齢	18 歳以上 （rt-PA 静注療法の適応ありの場合は、rt-PA 施行）
最終健常確認時刻から 6 〜 16 時間	
発症前	mRS：0-1
NIHSS	10 以上かつ ASPECTS7 点以上（DWI-MRI）
最終健常確認時刻から 6 〜 24 時間	

神経症状または CT 灌流画像と DWI におけるミスマッチがある場合

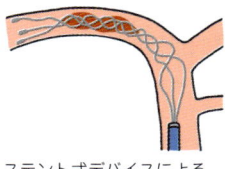

ステント式デバイスによる血栓回収

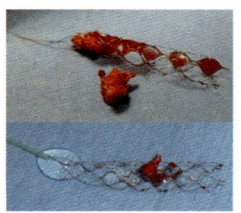

回収した血栓

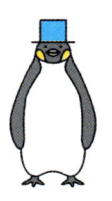

6 ドレーン管理

緊急のドクターコールの対象の1つが、ドレーン管理だよ。

ドレーン管理は、以下の2つに分けて考える。

髄液ドレナージ ・脳室ドレナージ ・脳槽ドレナージ ・腰椎ドレナージ	髄液を排出して頭蓋内圧を管理する
皮下ドレナージ ・硬膜外ドレナージ ・血腫腔ドレナージ	通常は開頭術後や血腫腔内に留置され、ベッド上に置かれたり（0cmH$_2$O 固定）、陰圧をかけて、たまった血腫や浸出液による脳の圧迫を防ぐために置く

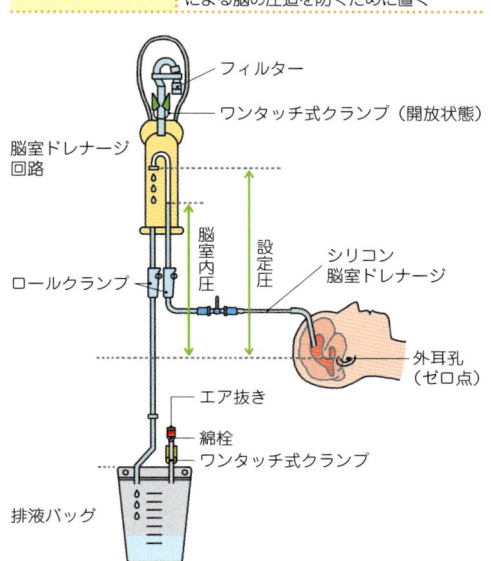

脳室ドレナージ回路

- フィルター
- ワンタッチ式クランプ（開放状態）
- ロールクランプ
- 脳室内圧
- 設定圧
- シリコン脳室ドレナージ
- 外耳孔（ゼロ点）
- エア抜き
- 綿栓
- ワンタッチ式クランプ
- 排液バッグ

髄液ドレナージにおける管理上のポイント

- クランプ（ロール式・ワンタッチ式）がすべて開放されているか
- 正しい基準（おもに外耳孔）に合っているか、設定値は正しいか
- 液面の波動や拍動（呼吸循環に一致）があるか
- 患者の動きにより、オーバードレナージが起こらなかったか（頭蓋内出血をきたすことがある）
- 流出髄液が急に血性になっていないか
- フィルターが汚染されていないか
- ドレナージチューブが抜けかけていないか

1 Japan Coma Scale
(JCS)

わが国で広く普及している意識障害の
評価法だよ。

Ⅲ　刺激しても覚醒しない（3 桁の数字で表現）	
300	痛み刺激にまったく反応しない
200	少し手足を動かしたり、顔をしかめる
100	払いのける動作をする

Ⅱ　刺激で覚醒する（2 桁の数字で表現）	
30	痛み刺激を加えつつ、呼びかけを繰り返すと辛うじて開眼する
20	大きな声、または体をゆさぶることにより開眼する
10	普通の呼びかけで容易に開眼する

Ⅰ　覚醒している（1 桁の数字で表現）	
3	自分の名前、生年月日が言えない
2	見当識障害あり
1	だいたい意識清明だが、今ひとつはっきりしない

（文献 1 より改変）

ちょこっと MEMO

・不穏状態であれば "R" Restlessness、尿失禁が
あれば "I" Incontinence、自発性喪失があれば "A"
Akinetic mutism、Apallic state を付記する。
・除脳硬直位・除皮質硬直位は JCS-200 となる。

2 Glasgow Coma Scale (GCS)

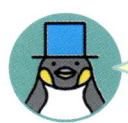

国際的な意識障害の評価法だよ。

E. 開眼
4 自発的に
3 音声により
2 疼痛により
1 開眼せず

V. 最良言語反応
5 見当識あり
4 会話混乱
3 言葉混乱
2 理解不明の声
1 発語せず

M. 最良運動機能
6 命令に従う
5 疼痛部認識
4 屈曲：逃避
3 屈曲：異常
2 伸展：異常
1 まったく動かず

（文献 2 より改変）

E = eye opening
V = best verbal response
M = best motor response

V、M 項においては繰り返し検査したときの最良の反応とする。

ちょこっと MEMO

・E ＋ V ＋ M ＝ 3 ～ 15。E、V、M 各項の評価点の総和をもって意識障害の重症度とする。すなわち最重症は 3 点、最軽症は 15 点である。
・除脳硬直位は E1V1M2 で 4 点、除皮質硬直位は E1V1M3 で 5 点となる。

3 NIH Stroke Scale
(NIHSS)

神経学的重症度を包括的に表し、脳卒中急性期によく用いられるよ。11 観察事項、15 項目で評価するよ。全 42 点で、高いほど重症だよ。rt-PA 静注療法での必須観察事項なんだ。

意識レベル	0：覚醒 1：簡単な刺激で覚醒 2：反復刺激や強い刺激で覚醒 3：（反射的肢位以外は）無反応
意識障害―質問 （検査日の月名および年齢）	0：2 問とも正答 1：1 問に正答 2：2 問とも誤答
意識障害―従命 （開閉眼、「手を握る・開く」）	0：両方の指示動作が正確に行える 1：片方の指示動作のみ正確に行える 2：いずれの動作も行えない
注視	0：正常 1：部分的注視麻痺 2：完全注視麻痺
視野	0：視野欠損なし 1：部分的半盲（四分盲を含む） 2：完全半盲（同名半盲を含む） 3：両側性半盲（皮質盲を含む全盲）
顔面麻痺	0：正常 1：軽度の麻痺 2：部分的麻痺 3：完全麻痺
上肢の運動（左） *仰臥位のときは 45°挙上 9：切断、関節癒合	0：90°*を 10 秒保持可能（下垂なし） 1：90°*を保持できるが、10 秒以内に下垂 2：90°*の挙上または保持ができない 3：重力に対して動かない 4：まったく動きがみられない

上肢の運動（右） *仰臥位のときは 45°挙上 9：切断、関節癒合	0：90°*を 10 秒保持可能（下垂なし） 1：90°*を保持できるが、10 秒以内に下垂 2：90°*の挙上または保持ができない 3：重力に対して動かない 4：まったく動きがみられない
下肢の運動（左） 9：切断、関節癒合	0：30°を 5 秒保持可能（下垂なし） 1：30°を保持できるが、5 秒以内に下垂 2：重力に抗して動きがみられる 3：重力に対して動かない 4：まったく動きがみられない
下肢の運動（右） 9：切断、関節癒合	0：30°を 5 秒保持可能（下垂なし） 1：30°を保持できるが、5 秒以内に下垂 2：重力に抗して動きがみられる 3：重力に対して動かない 4：まったく動きがみられない
運動失調 9：切断、関節癒合	0：なし 1：1 肢にあり 2：2 肢にあり
感覚	0：障害なし 1：軽度～中等度の障害 2：重度の障害
最良の言語	0：失語なし 1：軽度～中等度の失語 2：重度の失語 3：無言、全失語
構音障害 9：挿管または身体的障壁	0：正常 1：軽度～中等度 2：重度
消去現象と注意障害	0：異常なし 1：軽度～中等度の障害 2：重度の障害

（文献 3、4 より改変）

1. 評価時の注意点

> NIHSS はリストの順に施行することや、記入シートなどを利用して検査を施行している間に記録することに注意が必要だよ。

a. 一般的注意事項

・逆に行ったり、評点を変更してはならない（間違った答えを修正しても最初に言った答えについて評点する）。
・評点は患者がなしたことを反映するのであって、患者ができるだろうと医師が推測したことではない。
・とくに指示されている部分以外では、患者を誘導してはならない（何度も命令を繰り返すと患者は特別な努力をしてしまう）。

b. 各項目での注意事項

意識障害	失語症の患者に対して、意識障害（質問）では2点を与えることになっている。意識障害（従命）では、パントマイムで示してもよいことになっている。それでもできなければ、2点を与える
視野	部分的半盲は1点とする。四分盲、または同時刺激して片方を無視することがあれば1点を入れるという解説がされている
顔面麻痺	普通、脳卒中の場合には顔面の半分だけであるが、この場合、末梢性の顔面麻痺が3といちばん高くなっている。顔面麻痺が検者間でもっとも一致率が悪いと報告されている
上下肢の運動	失語症の患者でも評点する。9点は合計点に加えない
感覚	まったく正常であれば0点、まったくわからないのは2点であり、その中間はすべて1点となる
最良の言語	失語がなければ0点、軽度～中等度の失語は1点、重度の失語は2点、まったくの失語や昏迷は3点となる
構音障害	挿管をしている場合は9点となるが、合計点には加えない
無視	失語があっても、両側に注意を向けているように見えれば0点を与える。視野刺激で問題があったときには1点を与える

（文献5より改変）

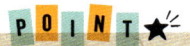
- JCS-300、GCS E1V1M1 は、NIHSS では 40 点になる。
- 画像を参考にして予想しないことが大切。

4 Brunnstrom stage (BRS)

脳卒中の運動麻痺を中枢性麻痺の観点から評価するよ。上肢、手指、下肢それぞれを、ステージⅠ：完全麻痺～ステージⅥ：分離運動可能の6段階で評価するんだ。

部　位	ステージ	
上　肢	Ⅰ	随意的な筋収縮なし。筋緊張は低下
	Ⅱ	随意的な筋収縮、または連合反応が出現。痙縮が出現
	Ⅲ	共同運動による関節運動が明確にあり
	Ⅳ	共同運動から逸脱し、以下の運動が可能 1. 手背を腰部に付ける 2. 上肢を肘関節伸展位で前方水平位まで挙上する 3. 肘関節屈曲位90°で前腕を回内・回外する
	Ⅴ	共同運動から比較的独立し、以下の運動が可能 1. 上肢を肘関節伸展位かつ前腕回内位で側方水平位まで挙上する 2. 上肢を肘関節伸展位のまま、前上方へほぼ垂直位まで挙上する 3. 肘関節伸展位で前腕を回内・回外する
	Ⅵ	各関節運動が自由に分離。ほぼ正常の協調性
手　指	Ⅰ	随意的な筋収縮なし。筋緊張は低下
	Ⅱ	随意的な筋収縮がわずかにあり。痙縮が出現
	Ⅲ	手指の集団屈曲は可能だが、随意的には伸展不能。鈎握りはできるが、離せない
	Ⅳ	横つまみをした後、母指で離すことが可能。狭い範囲での半随意的な手指伸展
	Ⅴ	対向つまみが可能。集団伸展が随意的に可能
	Ⅵ	筒握りや球握りを含む、すべてのつまみや握りが可能。各手指の運動が分離

部　位	ステージ	
下　肢	I	随意的な筋収縮なし。筋緊張は低下
	II	随意的な筋収縮、または連合反応が出現。痙縮が出現
	III	座位や立位にて股関節・膝関節・足関節が同時に屈曲
	IV	共同運動から逸脱し、以下の運動が可能 1. 座位にて膝関節を90°以上屈曲し、足部を床上で後方にすべらす 2. 足部を床から持ち上げずに、足関節を随意的に背屈する
	V	共同運動から比較的独立し、以下の運動が可能 1. 立位にて膝関節伸展位で荷重されていない膝関節だけを屈曲する 2. 立位にて踵を前方に少し振出し、膝関節伸展位で足関節だけを背屈する
	VI	各関節運動が分離し、以下の運動が可能 1. 立位にて骨盤挙上による可動域を超えて股関節だけを屈曲する 2. 座位にて内側および外側ハムストリングスの相反的な活動により、足関節の内反をともなって下腿を内旋・外旋する

（文献6、7より改変）

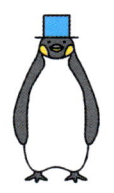

90

5 modified Rankin Scale (mRS)

脳卒中予後を示す日常生活指標だよ。最初に報告した John Rankin の名前から命名されたんだ。ランキング_グ_は誤りだから気を付けて！

	mRS	参考にすべき点
0	まったく症候がない	自覚症状および他覚徴候がともにない状態である
1	症候はあっても明らかな障害はない：日常の勤めや活動は行える	自覚症状および他覚徴候はあるが、発症以前から行っていた仕事や活動に制限がない状態である
2	軽度の障害：発症以前の活動がすべて行えるわけではないが、自分の身の回りのことは介助なしに行える	発症以前から行っていた仕事や活動に制限はあるが、日常生活は自立している状態である
3	中等度の障害：なんらかの介助を必要とするが、歩行は介助なしに行える	買い物や公共交通機関を利用した外出などには介助[*1]を必要とするが、通常歩行[*2]、食事、身だしなみの維持、トイレなどには介助[*1]を必要としない状態である
4	中等度～重度の障害：歩行や身体的要求には介助が必要である	通常歩行[*2]、食事、身だしなみの維持、トイレなどには介助[*1]を必要とするが、持続的な介護は必要としない状態である
5	重度の障害：寝たきり、失禁状態、つねに介護や見守りを必要とする	つねに誰かの介助[*1]を必要とする状態である
6	死亡	

＊1 介助：手助け、言葉による指示および見守りを意味する。
＊2 歩行：おもに平地での歩行について判定する。なお、歩行のための補助具（杖、歩行器）の使用は介助には含めない。

（文献 8、9 より改変）

6 Barthel Index (BI)

日常生活における自立度、つまり「できる ADL」の評価法だよ。最高 100 点で、BI が高いほど介助が少なくなるよ。

	点数	質問内容
1. 食事	10	自立、自助具などの装着可。標準的時間内に食べ終える
	5	部分介助（例えば、おかずを切って細かくしてもらう）
	0	全介助
2. 車椅子からベッドへの移乗	15	自立、車椅子のブレーキ、フットレストの操作も含む（歩行自立も含む）
	10	軽度の部分介助または監視を要する
	5	座ることは可能であるが、ほぼ全介助
	0	全介助または不可能
3. 整容	5	自立（洗面、整髪、歯磨き、ひげ剃り）
	0	部分介助または全介助
4. トイレ動作	10	自立(衣服の操作、後始末を含む。ポータブル便器などを使用している場合はその洗浄も含む)
	5	部分介助。体を支える、衣服・後始末に介助を要する
	0	全介助または不可能
5. 入浴	5	自立
	0	部分介助または全介助
6. 歩行	15	45m 以上の歩行。補装具（車椅子、歩行器は除く）の使用の有無は問わない
	10	45m 以上の介助歩行。歩行器の使用を含む
	5	歩行不能の場合、車椅子にて 45m 以上の操作可能
	0	上記以外

	点数	質問内容
7. 階段昇降	10	自立。手すりなどの使用の有無は問わない
	5	介助または監視を要する
	0	不能
8. 着替え	10	自立。靴、ファスナー、装具の着脱を含む
	5	部分介助、標準的な時間内、半分以上は自分で行える
	0	上記以外
9. 排便コントロール	10	失禁なし。浣腸、坐薬の取り扱いも可能
	5	ときに失禁あり。浣腸、坐薬の取り扱いに介助を要する者も含む
	0	上記以外
10. 排尿コントロール	10	失禁なし。収尿器の取り扱いも可能
	5	ときに失禁あり。収尿器の取り扱いに介助を要する者も含む
	0	上記以外

（文献 7、10 より改変）

5

機能評価

6 Barthel Index（BI）

7 徒手筋力テスト
(Manual Muscle Test：MMT)

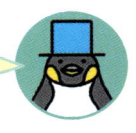

個々の筋または協働する筋群の筋力を6段階で判定する検査法だよ。そのため、「上肢 MMT2、下肢 MMT3」などの表現は、本当は正しく表していない場合が少なくないんだ。

5	normal	最大の抵抗と重力に抗し、運動域全体にわたって動かせる
4	good	ある程度の抵抗と重力に抗し、運動域全体にわたって動かせる
3	fair	抵抗を加えなければ重力に抗して、運動域全体にわたって動かせる
2	poor	重力に抗さなければ運動域全体にわたって動かせる
1	trace	筋の収縮がかすかに認められるだけで、関節運動は起こらない
0	zero	筋の収縮も認められない

（文献 11 より改変）

問題点

検者の主観によって筋力を判定することが最大の特徴であり、問題点でもある。

徒手抵抗が不十分　→　高い判定結果

徒手抵抗が強すぎる　→　より低い判定結果

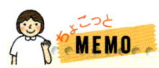

ちょこっと
MEMO

MMT 1 レベルの判定においては、筋収縮を触知しにくい筋の場合、MMT0 と判定されることもある。

6 薬剤

1 降圧薬

降圧薬には、カルシウム（Ca）拮抗薬、アンジオテンシン変換酵素（ACE）阻害薬、アンジオテンシンⅡ受容体拮抗薬（ARB）、利尿薬、β遮断薬など、いくつかの種類がある。

1. 内服薬

分類	一般名	商品名	適応	副作用
Ca拮抗薬	アムロジピンベシル酸塩	アムロジン®ノルバスク®	高血圧、狭心症	動悸、顔面紅潮、便秘など
	長時間作用型ニフェジピン徐放錠	アダラート®CR	高血圧、狭心症、異型狭心症	動悸、顔面紅潮、便秘など
	ニフェジピン腸溶細粒	セパミット®-R細粒	高血圧	動悸、顔面紅潮、便秘など
	シルニジピン	アテレック®	高血圧	動悸、顔面紅潮、便秘など
ACE阻害薬	エナラプリルマレイン酸塩	レニベース®	高血圧、慢性心不全	咳、血管浮腫、高カリウム血症、腎機能低下
	ペリンドプリルエルブミン	コバシル®	高血圧	咳、血管浮腫、高カリウム血症、腎機能低下
	イミダプリル塩酸塩	タナトリル®	高血圧、1型糖尿病にともなう糖尿病性腎症	咳、血管浮腫、高カリウム血症、腎機能低下
ARB	カンデサルタン シレキセチル	ブロプレス®	高血圧、慢性心不全	アナフィラキシー、血管浮腫、腎機能低下、間質性肺炎など
	テルミサルタン	ミカルディス®	高血圧	アナフィラキシー、血管浮腫、腎機能低下

分類	一般名	商品名	適 応	副作用
A R B	オルメサルタン メドキソミル	オルメテック®	高血圧	アナフィラキシー、血管浮腫、腎機能低下
	イルベサルタン	アバプロ®イルベタン®	高血圧	アナフィラキシー、血管浮腫、腎機能低下
	アジルサルタン	アジルバ®	高血圧	アナフィラキシー、血管浮腫、腎機能低下
利尿薬	トリクロルメチアジド	フルイトラン®	高血圧、浮腫	痛風や糖代謝、電解質代謝への影響
	インダパミド	ナトリックス®	高血圧	痛風や糖代謝、電解質代謝への影響など
β遮断薬	ビソプロロールフマル酸塩	メインテート®	高血圧、狭心症、頻脈性心房細動など	心不全の悪化、不整脈、気管支喘息の悪化など
	カルベジロール	アーチスト®	高血圧、狭心症、慢性心不全	心不全の悪化、不整脈、気管支喘息の悪化など

投与方法：長時間作用型ニフェジピン徐放錠は内服。その他の薬剤は内服および経管投与可。

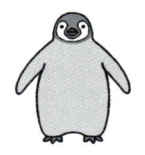

2. 注射薬

分類	一般名	商品名	適 応	副作用
Ca拮抗薬	ニカルジピン塩酸塩	ペルジピン®	高血圧性緊急症、急性心不全	局所の静脈炎、頻脈、頭痛、顔面紅潮
	ジルチアゼム塩酸塩	ヘルベッサー®	高血圧性緊急症、不安定狭心症、頻脈性不整脈	徐脈、房室ブロック、洞停止
硝酸薬	ニトログリセリン	ミリスロール®	高血圧性緊急症、急性心不全、不安定狭心症	頭痛、嘔吐、頻脈

投与方法と注意点：静注（ニトログリセリンは遮光が必要）。

POINT ★

・脳梗塞や脳出血の再発予防などには、内服薬が選択される。
・アルテプラーゼ静注療法を考慮する超急性期脳梗塞、脳出血、くも膜下出血の発症直後では、注射薬が使用されることが一般的である。

6
薬剤

1 降圧薬

2 抗血小板薬

- おもに脳梗塞の再発を防ぐために、血小板のはたらきを抑えて血栓をつくらせない目的で使われる。抗凝固薬（次頁参照）と合わせて、抗血栓薬とよばれることがある。
- 抗血小板薬は、アテローム血栓性脳梗塞とラクナ梗塞から成る非心原性脳梗塞、および原因が特定できていない脳梗塞（潜因性脳梗塞）の再発予防に使用される。また、一過性脳虚血発作の再発予防にも使用される。

一般名	商品名	適 応	副作用
アスピリン	バイアスピリン®、バファリン	虚血性脳血管障害、狭心症、心筋梗塞など	胃腸障害、消化管出血
クロピドグレル硫酸塩	プラビックス®	虚血性脳血管障害、急性冠症候群	肝機能障害、白血球減少
シロスタゾール	プレタール®	脳梗塞、慢性動脈閉塞症	頭痛、頻脈
チクロピジン塩酸塩	パナルジン®	虚血性脳血管障害、慢性動脈閉塞症、くも膜下出血術後など	肝機能障害、白血球減少、血栓性血小板減少性紫斑病
オザグレルナトリウム	カタクロット®、キサンボン®	脳血栓症急性期、くも膜下出血術後など	出血、ショック、肝機能障害など

投与方法：オザグレルは静注。その他の薬剤は内服および経管投与可。

POINT ★

- 現在、おもに使われるのは、アスピリン、クロピドグレル、シロスタゾールの3剤で、通常はこのなかから1剤を用いる。
- 最近は脳梗塞急性期にアスピリンとクロピドグレルを併用するDAPTという使用法もある。
- 日本では注射用のオザグレルが脳梗塞急性期に使用される。

3 抗凝固薬

- 抗凝固薬は心原性脳塞栓症の再発予防、あるいは心房細動による脳梗塞の一次予防に用いられる。
- おもに血液凝固因子のはたらきを抑えて、心臓内に血栓ができることを抑制する。また、静脈における血栓形成も抑制する。

一般名	商品名	適 応	副作用
ワルファリンカリウム	ワーファリン、ワルファリンKなど	血栓塞栓症、心房細動、冠動脈バイパス術後	出血、皮膚壊死、肝機能障害、黄疸
ダビガトランエテキシラートメタンスルホン酸塩	プラザキサ®	非弁膜症性心房細動	出血
リバーロキサバン	イグザレルト®	非弁膜症性心房細動、静脈血栓塞栓症	出血
アピキサバン	エリキュース®	非弁膜症性心房細動、静脈血栓塞栓症	出血
エドキサバン	リクシアナ®	非弁膜症性心房細動、静脈血栓塞栓症	出血
ヘパリン	ヘパリンナトリウム、ヘパリンカルシウム	汎発性血管内凝固症候群、血栓塞栓症	出血、ヘパリン起因性血小板減少症
アルガトロバン水和物	スロンノン®、ノバスタン®	脳血栓症、慢性動脈閉塞症、血液体外循環時、ヘパリン起因性血小板減少症	出血、劇症肝炎、肝機能障害、黄疸

投与方法：ダビガトランは内服。ヘパリンは静注および皮下注。アルガトロバンは静注。その他の薬剤は内服および経管投与可。

- 抗凝固薬の内服薬としては、ここ数年来、新規経口抗凝固薬（NOAC）／直接経口抗凝固薬（DOAC）が使用可能となっている。リバーロキサバン、アピキサバン、エドキサバンは静脈血栓塞栓症（深部静脈血栓症と肺血栓塞栓症）に使用可能。ダビガトランには拮抗薬が存在し、外傷や緊急手術の際に使用可能。抗凝固薬の注射薬には、ヘパリンとアルガトロバンがある。
- ヘパリンは、ワルファリンが効果を発現するまで使用されることが多く、ブリッジングとよばれる。
- 日本では、アルガトロバンが発症 48 時間以内で病変最大径が 1.5cm を超えるような脳梗塞（心原性脳塞栓症を除く）に使われる。

4 脳浮腫治療薬

・脳梗塞や脳出血で脳浮腫により頭蓋内圧亢進が生じた場合に使用される。
・脳浮腫治療薬は浸透圧利尿薬（高張液）であり、静脈内投与されると血液浸透圧が上昇するが、血液脳関門を比較的通りにくいため、浮腫液を血中に移行させることで浮腫を軽減する効果がある。

一般名	商品名	適 応	副作用
濃グリセリン	グリセオール®、グリセレブ®	頭蓋内圧亢進、頭蓋内浮腫	水・電解質異常、腎・心不全増悪、乳酸アシドーシス
D-マンニトール	マンニットT、マンニトール	頭蓋内圧亢進	水・電解質異常、腎・心不全増悪、乳酸アシドーシス

投与方法：静注。

POINT ★

　投与中止後に脳浮腫が再現し、頭蓋内圧が投与前より上昇する反跳（リバウンド）現象が起こることがある。

5 血栓溶解薬

- 発症 4.5 時間以内の急性期脳梗塞に対して、遺伝子組換え型組織プラスミノゲン・アクチベータ（rt-PA）であるアルテプラーゼによる血栓溶解療法を行うことが強く勧められている（脳卒中治療ガイドライン）。
- アルテプラーゼは、非活性型プラスミノゲンを活性型プラスミンに変換する。血栓親和性が高く、静注でも脳内の血栓を選択的に溶解できるという特徴がある。

一般名	商品名	適応	副作用
アルテプラーゼ	グルトパ®、アクチバシン®	急性期脳梗塞、急性心筋梗塞	ショック、出血、血管浮腫

投与方法：静注。体重あたり 0.6mg/kg を、総量の 10% を急速投与し、残りを 1 時間で投与する。

6 脳保護薬

- 活性酸素をはじめとしたフリーラジカルを消去することで、脳浮腫や脳梗塞を抑制して脳保護作用を発揮する。

一般名	商品名	適応	副作用
エダラボン	ラジカット®	脳梗塞急性期	肝機能障害、急性腎不全

投与方法：静注。

7 脳血管攣縮治療薬

・脳血管攣縮とは、くも膜下出血発症後、4〜14日後に発生する脳主幹動脈の可逆的狭窄のことである。遅発性脳虚血の原因となり、また、くも膜下出血が予後不良となる重要な原因である。
・脳血管攣縮治療薬には、ファスジルとオザグレルがある。また、脳血管内治療として、マイクロカテーテルを用いてファスジルを局所動注療法で使用することも可能。

一般名	商品名	適応	副作用
ファスジル塩酸塩水和物	エリル®	くも膜下出血後の脳血管攣縮	頭蓋内出血、消化管出血、麻痺性イレウス、ショック
オザグレルナトリウム	カタクロット® キサンボン®	脳梗塞、くも膜下出血術後の脳血管攣縮	出血、ショック、肝機能障害など

投与方法：ファスジルは静注および局所動注。オザグレルは静注。

8 抗てんかん薬

・抗凝固薬と同様、近年、新しい薬剤の開発が進み、新規抗てんかん薬の承認が続いている。
・てんかんは、局在関連性てんかん（部分てんかん）と全般てんかんに分けて、抗てんかん薬が選択されるのが一般的である。

一般名	商品名	適応	副作用
カルバマゼピン	テグレトール®	部分てんかんの第1選択薬、全般性強直間代発作の第2選択薬	めまい、複視、眼振、眠気、低ナトリウム血症
ラモトリギン	ラミクタール®	部分てんかんの第1選択薬、全般性強直間代発作の第2選択薬	眠気、めまい、複視、発疹、血球減少
レベチラセタム	イーケプラ®	部分てんかんの第1選択薬、全般性強直間代発作の第2選択薬	めまい、頭痛、精神症状（不機嫌、易怒性など）
ゾニサミド	エクセグラン®	部分てんかんの第1選択薬、全般性強直間代発作の第2選択薬	眠気、無気力、食欲減退、尿路結石
トピラマート	トピナ®	部分てんかんの第1選択薬、全般性強直間代発作の第2選択薬	眠気、無気力、食欲減退、尿路結石
バルプロ酸ナトリウム	デパケン®	全般性強直間代発作の第1選択薬	血小板減少、肥満、肝障害

投与方法：レベチラセタムは内服および静注。その他の薬剤は内服。

9 抗悪性腫瘍薬

おもに膠芽腫に対する抗腫瘍薬について解説する。

一般名	商品名	適 応	副作用
テモゾロミド	テモダール®	悪性神経膠腫	軽い骨髄機能抑制、悪心・嘔吐、便秘
カルムスチン	ギリアデル®	悪性神経膠腫	けいれん発作、脳浮腫が増悪する可能性
ベバシズマブ	アバスチン®	悪性神経膠腫	肺出血、血栓塞栓症、消化管出血、創傷治癒の遅延、血圧上昇、蛋白尿など

投与方法：テモゾロミドは内服。カルムスチンは脳内留置。ベバシズマブは静注。

POINT ★

- テモゾロミドの代表的な投与方法は、腫瘍摘出後の放射線治療期間中に毎日内服（または点滴静注）し、放射線治療後は 28 日に 5 日間だけ内服する方法である。これを Stupp regimen（スツップ・レジメン）という。
- カルムスチンは開頭手術で腫瘍を摘出し、摘出腔に貼付する脳内留置用剤である。
- ベバシズマブはがん細胞の増殖に必要な VEGF という物質のはたらきを阻害し、血管新生を抑えることで抗腫瘍効果を発揮する。腫瘍摘出後、放射線治療とテモダール®、アバスチン® を併用して投与する。

数字 **3D DSA**	3D digital subtraction angiography		3次元デジタルサブトラクション血管撮影法
3DCTA	3DCT angiography		3D CT血管造影法、3次元CT血管撮影
A **A1、A2、…**	anterior cerebral artery		前大脳動脈の区分
ABR	auditory brainstem response		聴覚脳幹反応
ACA	anterior cerebral artery		前大脳動脈
ACh	acetyl choline, acetylcholine		アセチルコリン
Achor (AChA)	anterior choroidal artery		前脈絡叢動脈
AcomA (ACoA)	anterior communicating artery		前交通動脈
AD	Alzheimer disease		アルツハイマー病
ADH	antidiuretic hormone		抗利尿ホルモン
ADL	activities of daily living		日常生活動作（活動）
AEDH	acute epidural hematoma		急性硬膜外血腫
AICA	anterior inferior cerebellar artery		前下小脳動脈
ALS	amyotrophic lateral sclerosis		筋萎縮性側索硬化症
APDL	activities parallel to daily living		日常生活関連動作
ARAS	ascending reticular activating system		上行性網様体賦活系
ASDH	acute subdural hematoma		急性硬膜下血腫
AVF	arterio-venous fistula		動静脈瘻
AVM	arteriovenous malformation		動静脈奇形
B **BA**	basilar artery		脳底動脈
BBB	blood-brain barrier		血液脳関門
C **C1、C2、…**	internal carotid artery		内頚動脈の区分
C1、C2、…	the 1st, 2nd…. cervical segment/vertebrat(e)		第1、第2、…頚椎・頚髄を示す
CAS	carotid artery stenting		頚動脈ステント留置術
CBZ	carbamazepine		カルバマゼピン
CCA	common carotid artery		総頚動脈
CEA	carotid end[o]arterectomy		頚動脈内膜剥離術
CP	cerebral palsy		脳性麻痺
CPM	central pontine myelinolysis		橋中心髄鞘融解[症]
CPP	cerebral perfusion pressure		脳灌流圧

CSDH、CSH	chronic subdural hematoma	慢性硬膜下血腫
CSF	cerebrospinal fluid	[脳脊]髄液
CT	computed tomography	コンピュータ断層撮影法
CVP	central venous pressure	中心静脈圧
CVRC	cerebrovascular reserve capacity	脳血管拡張能、脳循環予備能
CZP	clonazepam	クロナゼパム
D DAI	diffuse axonal injury	びまん性軸索損傷
DAT	dementia of Alzheimer type	アルツハイマー型認知症
dAVF	dural arteriovenous fistula	1. 硬膜動静脈瘻、2. 硬膜動静脈シャント（瘻）
DBI	diffuse brain injury	広範性脳損傷
DBS	deep brain stimulation	脳深部刺激[術][療法]
DIC	disseminated intravascular coagulation	播種性血管内凝固
DSA	digital subtraction angiography	デジタル減算造影[法]、デジタルサブトラクションアンジオグラフィー
DSM	diagnostic and statistical manual of mental disorders	精神障害の診断と統計の手引き
DVT	deep vein thrombosis	深部静脈血栓症
DWI	diffusion-weighted image	拡散強調画像
DZP	diazepam	ジアゼパム
E ECA	external carotid artery	外頚動脈
EC-IC	extracranial-intracranial	頭蓋外・頭蓋内
EDH	epidural hematoma	硬膜外血腫
EEG	electroencephalogram, electroencephalography	脳波、脳波記録[法]
EM	electron microscopy	電[子]顕[微鏡]
EMG	electromyogram, electromyography	筋電図、筋電図検査[法]
ENG	electronystagmogram, electronystagmography	電気眼振図、電気眼振検査[法]
EOS	emergency coma scale	エマージェンシー・コーマ・スケール
EPC	epilepsia partialis continua ⟨L⟩	持続性部分てんかん
ES cell	embryonic stem cell	胚性幹細胞
ETV	endoscopic third ventriculostomy	内視鏡下第三脳室開窓術
F FBI	focal brain injury	局所性脳損傷
FIM	functional independence measure	機能的自立度評価法

7

略語一覧

	FLAIR	fluid attenuated inversion recovery	フレア[法]
	fMRI	functional MRI	機能的MRI
	fPET	functional PET	機能的PET
G	GBS	Guillain-Barre syndrome	ギラン・バレー症候群
	GCS	Glasgow Coma Scale	グラスゴー昏睡尺度（コーマスケール）
	Gd	gadolinium	ガドリニウム
	GOS	Glasgow Outcome Scale	グラスゴー転帰尺度（アウトカムスケール）
	GP	globus pallidus 〈L〉	淡蒼球
H	HCG	human chorionic gonadotropin	ヒト絨毛性ゴナドトロピン
	HDS-R	Hasegawa dementia scale-revised	長谷川式認知症スケール(改訂版)
	HITS	high intensity transient signals	一過性高輝度信号
	HPLL	hypertrophy of the posterior longitudinal ligament	後縦靱帯肥厚症
I	IC, ICA	internal carotid artery	内頚動脈
	IC	internal capsule	内包
	ICB	internal carotid bifurcation	内頚動脈分岐部
	ICH	intracerebral hematoma	脳内血腫
	ICP	intracranial pressure	頭蓋内圧
	IC-PC	internal carotid-posterior communicating artery	内頚動脈-後交通動脈
	IFN	interferon	インターフェロン
	IL-2	interleukin 2	インターロイキン2
	IQ	intelligence quotient	知能指数
	IVH	intravenous hyperalimentation	経静脈高カロリー輸液[法]
	IVM	involuntary movement	不随意運動
J	JCS	Japan Coma Scale	日本[式]昏睡尺度(スケール)
K	KPS	Karnofsky performance scale	カルノフスキー日常活動能力尺度
L	L1、L2, ...	the 1st, 2nd,... lumbar segment/vertebra	第1、第2、...腰髄、腰椎
	L-dopa	L-3,4-dihydroxyphenyl alanine	L-ドパ(レボドパ)（levo-dopa）
	LD[核]	nucleus lateralis dorsalis thalami 〈L〉	視床背外側核
	LG、LGB	lateral geniculate body	外側膝状体
	LLB	long leg brace	長下肢装具
	LP	lumbar puncture	腰椎穿刺

L-P shunt	lumbo[-]peritoneal shunt	腰部くも膜下腔腹腔シャント
LP[核]	nucleus lateralis posterior thalami 〈L〉	視床後外側核
M1、M2、…	middle cerebral artery	中大脳動脈の区分
MCA	middle cerebral artery	中大脳動脈
MD[核]	nucleus medialis dorsalis thalami 〈L〉	視床背内側核
MDCT	multi detector-row CT	多列検出器型CT、マルチスライスCT
ME	myoclonus epilepsy	ミオクローヌスてんかん
MEG	magnetoencephalogram, magnetoencephalography	脳磁図、脳磁図検査[法]
MEP	motor evoked potential	運動誘発電位
MG	myasthenia gravis 〈L〉	重症筋無力症
MGB、MG	medial geniculate body	内側膝状体
MLF	medial longitudinal fasciculus	内側縦束
MMST	mini-mental state test	簡易知能試験
MMT	manual muscle test[ing]	徒手筋力検査
MRA	magnetic resonance angiography	磁気共鳴血管造影[法]、MR血管造影[法]
MRI	magnetic resonance imaging	磁気共鳴画像[法]
MRS	magnetic resonance spectrum, magnetic resonance spectroscopy	磁気共鳴スペクトル、磁気共鳴スペクトロスコピー
mRS	modified Rankin scale	修正ランキンスケール
MRSA	Methicillin-resistant Staphylococcus aureus	メチシリン耐性黄色ブドウ球菌
MS	multiple sclerosis	多発性硬化症
MS	myoclonic seizure	ミオクローヌス性発作
MSA	multiple system atrophy	多系統萎縮症
MVD	microvascular decompression	微小血管減圧術
NCd	nucleus caudatus 〈L〉	尾状核
NPH	normal pressure hydrocephalus	正常圧水頭症
OH	orthostatic hyptotension	起立性低血圧[症]
OPLL	ossification of posterior longitudinal ligament	後縦靭帯骨化症
OT	occupational therapist, occupational therapy	作業療法士、作業療法

7

略語一覧

109

OYL	ossification of yellow ligament	黄色靭帯骨化症
P1、P2、…	posterior cerebral artery	後大脳動脈の区分
PB	phenobarbital	フェノバルピタール
PCA	posterior cerebral artery	後大脳動脈
Pchor	posterior choroidal artery	後脈絡叢動脈
PCNSL	primary central nervous system lymphoma	原発性中枢神経系悪性リンパ腫
Pcom、PCoA	posterior communcating artery	後交通動脈
PD	Parkinson disease	パーキンソン病
PEG	percutaneous endoscopic gastrostomy	経皮内視鏡的胃瘻増設術
PICA	posterior inferior cerebellar artery	後下小脳動脈
PNS	peripheral nervous system	末梢神経系
PRL	prolactin	プロラクチン
PS	performance status	日常生活活動度、活動度
PT	physical therapist, physical therapy	理学療法士、理学療法
PT	pyramidal tract	錐体路
PTA	percutaneous transluminal angioplasty	経皮経管血管形成術
PT-INR	prothrombin time-international normalized ratio	プロトロンビン時間国際標準化比
Put	putamen〈L〉	被殻
PV[核]	nucleus paraventricularis thalami〈L〉	視床室傍核
PWI	perfusion weighted image	灌流強調画像
P[核]	nucleus (-lei) posteriolis (-res) thalami〈L〉, posterior nuclear complex of thalamus	視床後核[群]
QOL	quality of life	生活の質
rCBF	regional cerebral blood flow	局所脳血流[量]
rCBV	regional cerebral blood volume	局所脳血液量
RF	reticular formation	網様体
RI	radioisotope	放射性同位元素
ROM	range of motion	関節可動域
S1、S2、…	the 1st, 2nd,… sacral segment	第1、第2、… 仙髄
SAH	subarachnoid hemorrhage	くも膜下出血
SAS	surface anatomy scan(-ing)	脳表撮像法
SB	subthalamus	腹側視床
SCA	superior cerebellar artery	上小脳動脈

SCD	spinocerebellar degeneration	脊髄小脳変性症
SDH	subdural hematoma	硬膜下血腫
SDS	Shy-Drager syndrome	シャイ・ドレーガー症候群
SEP	somatosensory evoked potential	体性感覚誘発電位
SER	somatosensory evoked response	体性感覚誘発反応
SIADH	syndrome of inappropriate secretion of antidiuretic hormone	抗利尿ホルモン分泌異常症候群
SLB	short leg brace	短下肢装具
SLTA	standard language test of aphasia	標準失語症検査
SMA	supplementary motor area	補足運動野
SN	substantia nigra 〈L〉	黒質
SOV	superior ophthalmic vein	上眼静脈
SPECT	single photon emission computed tomography	シングルフォトン断層撮影[法](スペクト)
SPS	simple partial seizure	単純部分発作
SRT	stereotactic radiotherapy	定位放射線治療
S-S shunt	syringosubarachnoid shunt	空洞くも膜下[腔]シャント
ST	speech therapist, speech therapy	言語聴覚士、言語療法
STA	superficial temporal artery	浅側頭動脈
STI	stereotactic irradiation	定位放射線照射
T T1	T1 weighted image, spin-lattice relaxation time	T1〔ティーワン〕強調[画像]
T2	T2 weighted, spin-span relaxation time	T2〔ティーツゥー〕強調[画像]
T2*WI	T2*(star) weighted image	T2*〔ティーツゥースター〕強調[画像]
T1、T2、…	the 1st, 2nd,… thoracic segment/ thoracic vertebra	第1、第2、…胸椎/胸髄を示す
TAE	transarterial embolization	経動脈的塞栓術
TBI	traumatic brain injury	外傷性脳損傷
TCD	transcranial Doppler ultrasonography	経頭蓋超音波ドップラー法
TCDS	transcranial color-coded Doppler sonography	経頭蓋カラードップラー法
TENS	transcutaneous electrical nerve stimulation	経皮[的]電気的神経刺激[術]
TIA	transient [cerebral] ischemic attack	一過性脳虚血発作
TIL	tumor infiltrating lymphocyte	腫瘍浸潤リンパ球
TMS	transcranial magnetic stimulation	経頭蓋[的]磁気的刺激[術]

7

略語一覧

t-PA	tissue plasminogen activator	組織プラスミノゲン活性化因子
TSS	transsphenoidal surgery	経蝶形骨洞手術
TVE	transvenous embolization	経静脈的塞栓術
V VA	vertebral artery	椎骨動脈
VA[核]	ventral anterior nucleus, nucleus ventralis anterior 〈L〉	[視床]前腹側核
VAS	visual analogue scale	視覚アナログ尺度
V-A shunt	ventriculo-atrial shunt	脳室心房シャント、VAシャント
VB	ventrobasal complex [nuclei] [of thalamus]	[視床]腹側基底核[群]
VBA	vertebrobasilar artery	椎骨脳底動脈
VP	ventricular pressure	脳室圧
VPA	valproic acid	バルプロ酸
VPL [核]	posterolateral ventral nucleus [of thalamus], nucleus ventralis posterolateralis [thalami] 〈L〉	[視床]腹側外側核、後外側腹側核
VPM [核]	posteromedial ventral nucleus [of thalamus], nucleus ventralis posteromedialis 〈L〉	[視床]腹内側核、後内側腹側核
V-P shunt	ventriculo-peritoneal shunt	脳室腹腔シャント、VPシャント
W WAIS	Wechsler adult intelligence scale	ウェクスラー成人知能評価尺度
WFNS	World Federation of Neurological Surgeons	世界脳神経外科連合
WHO	World Heath Organization	世界保健機関
WISC	Wechsler intelligence scale for children	ウェクスラー小児知能評価尺度
WMS	Wechsler memory scale	ウェクスラー記憶評価尺度
X XLH	X-linked hydrocephalus	X連鎖性遺伝性水頭症
Z ZI	zona incerta 〈L〉	不確帯

引用・参考文献

CHAPTER 2

1) Johnston SC. et al. Validation and refinement of scores to predict very early stroke risk after transient ischaemic attack. Lancet. 369 (9558), 2007, 283-92.

2) Hunt WE. et al. Surgical risk as related to time of intervention in the repair of intracranial aneurysms. J Neurosurg. 28, 1968, 14-20.

3) Report of World Federation of Neurological Surgeons Committee on a Universal Subarachnoid Hemorrhage Grading Scale. J Neurosurg. 68, 1988, 985-6.

4) 斉藤勇. スパズム臨床の現状. 脳血管攣縮. 11, 1996, 92-102.

5) Yamada S. et al. Risk factors for subsequent hemorrhage in patients with cerebral arteriovenous malformations. J Neurosurg. 107 (5), 2007, 965-72.

CHAPTER 4

1) 日本脳卒中学会 脳卒中ガイドライン委員会編. 脳卒中治療ガイドライン2015［追補2017対応］. 東京, 協和企画, 2017, 360p.

2) Tanno Y. et al. Rebleeding from ruptured intracranial aneurysms in North Eastern Province of Japan. A cooperative study. J Neurol Sci. 258 (1-2), 2007, 11-6.

3) 日本高血圧学会高血圧治療ガイドライン作成委員会編. 高血圧治療ガイドライン2014. 東京, ライフサイエンス出版, 2014, 248p.

CHAPTER 5

1) 太田富雄ほか. 急性期意識障害の新しいGradingとその表現法（いわゆる3-3-9度方式）. 第3回脳卒中の外科研究会講演集. 3, 1975, 61-9.

2) Teasdale G. et al. Assessment of coma and impaired consciousness. A practical scale. Lancet. 2 (7872), 1974, 81-4.

3) Lyden P. Using the National Institutes of Health Stroke Scale: A cautionary tale. Stroke. 48 (2), 2017, 513-9.

4) 日本脳卒中学会脳卒中ガイドライン委員会編. 脳卒中治療ガイドライン2015. 東京, 協和企画, 2015, 321.

5) 日本脳卒中学会 脳卒中医療向上・社会保険委員会 rt-PA（ア

ルテプラーゼ)静注療法指針改訂部会. rt-PA(アルテプラーゼ) 静注療法 適正治療指針 第二版. http://www.jsts.gr.jp/img/rt-PA02.pdf (2018 年 9 月参照).

6) Brunnstrom S. Motor testing procedure in hemiplegia: based on sequential recovery stages. Phys Ther. 46 (4), 1966, 357-75.

7) 石田暉. 脳卒中後遺症の評価スケール. 脳と循環. 4 (2), 1999, 151-9.

8) van Swieten JC. et al. Interobserver agreement for the assessment of handicap in stroke patients. Stroke. 19 (5), 1988, 604-7.

9) 篠原幸人ほか. modified Rankin Scale の信頼性に関する研究ー日本語版判定基準書および問診表の紹介ー. 脳卒中. 29 (1), 2007, 6-13.

10) Mahoney Fl. et al. Functional evaluation: Barthel Index. Md State Med J. 14, 1965, 61-5.

11) Hislop HJ. ほか. 新・徒手筋力検査法 原著 9 版. 東京, 協同医書出版社, 2014, 524p.

CHAPTER 7

1) 日本脳神経外科学会用語委員会編. 脳神経外科学用語集 改訂 第 3 版. http://jns.umin.ac.jp/member/files/yougo_ver3.pdf (2018 年 9 月参照).

ちびナス 脳神経
一困ったときのお助けBOOK

2018年11月10日発行　第1版第1刷

監　修	久保 道也
発行者	長谷川 素美
発行所	株式会社メディカ出版
	〒532-8588
	大阪市淀川区宮原3-4-30
	ニッセイ新大阪ビル16F
	https://www.medica.co.jp/
編集担当	細川深春
編集協力	（有）メディファーム
装　幀	北風慎子（marble）
イラスト	みやよしえ
印刷・製本	株式会社シナノ パブリッシング プレス

© Michiya KUBO, 2018

ISBN978-4-8404-6569-4　　　Printed and bound in Japan

当社出版物に関する各種お問い合わせ先（受付時間：平日9：00～17：00）
●編集内容については、編集局 06-6398-5048
●ご注文・不良品（乱丁・落丁）については、お客様センター 0120-276-591
●付属のCD-ROM、DVD、ダウンロードの動作不具合などについては、
　　　　　　　　　　　　　　　　デジタル助っ人サービス 0120-276-592